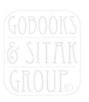

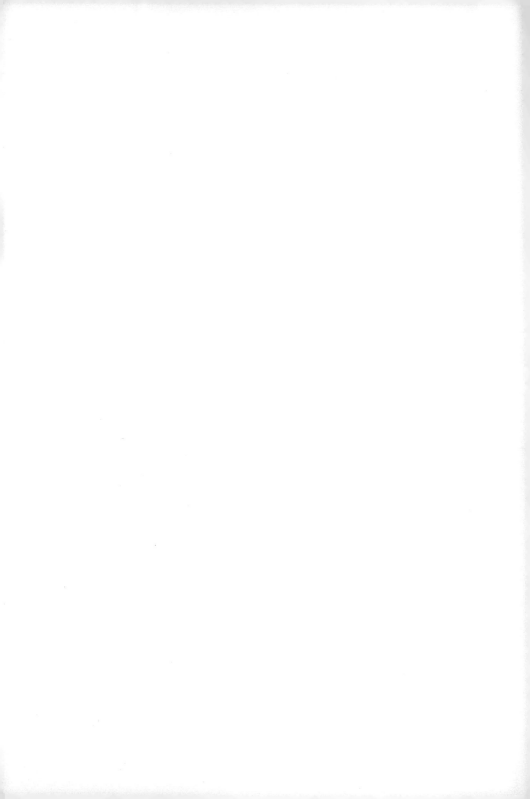

肝好，代謝好，就瘦了

28天重整代謝，減輕肝臟負擔，高效瘦身終結復胖

The Metabolism Reset Diet:
Repair Your Liver, Stop Storing Fat, and Lose Weight

艾倫 克里斯汀森 Alan Christianson ◎著

張家綺◎譯

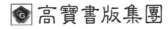

高寶書版集團

謹將本書獻給我的頭號粉絲，吶喊最大聲的啦啦隊隊長，這二十多年來給予我受用批評的琪琳‧克里斯汀森。謝謝妳，親愛的，我愛妳。

目錄

目錄

目錄

無限吃零食食譜

序言

新陳代謝這個謎

　　你可能曾經有過以下經驗，掃一眼同事或朋友的餐盤，暗想：他怎能肆無忌憚吞下第二塊生日蛋糕，都不用計算攝取了多少卡路里、不用到健身房猛練好幾個鐘頭，也不用好幾天都活在罪惡感中？而且怎麼吃都吃不胖，我只敢吃一小口蛋糕，無時無刻覺得疲累吃不飽，嘴饞到不行……體重竟然照樣超載？我到底是哪裡有問題？

　　以下就是事實的真相：事實上你根本沒做錯什麼。我希望真相能推你一把，幫助你重新思考你的健康和體重。

　　天生吃不胖的人並沒有比較厲害，他們不用太努力，也不需要過人的意志力。他們並沒有天賦異稟的基因，而且大多人攝取的卡路里也沒有比較低，他們只是擁有一項利器——新陳代謝比較好。

　　讓我們暫且分析一下新陳代謝的「優勢」與「劣勢」。新陳代謝這四個字經常和飲食與減重畫上等號，但這到底代表什麼意思？你的新陳代謝是一個將燃料轉換成能量的過程，而燃料來自食物。你不可能每天都攝取到營養充足的食物，但要是新陳代謝健康，你的身體就能適當囤積更多燃料，而不會導致增重。第二塊生日蛋糕不會影響你或毀了你，即使少吃一頓飯，你的體力也

不會因此下滑。

然而當新陳代謝運作不正常，體內就會囤積過多無法取用的燃料，致使體重增加及五花八門的反效果，包括腦霧現象、消化問題、乃至糖尿病和各種癌症樣樣來。

關於新陳代謝有個常見的錯誤觀點：新陳代謝的好壞是與生俱來，無法改變。事實上是可以改變的。改變的過程不會讓你難熬，也不需只能眼巴巴看其他親朋好友享受人生，更不用要求你永遠不碰你最愛的食物。我從這幾年的臨床診療和研究的經驗，發現一個祕密：改變代謝其實很簡單，只要清掃你的肝臟，肝臟就能更有效地燃燒脂肪。

問題出在肝臟

講到減重，你前五個想到的身體重要部位可能不包括肝臟，可是肝臟其實很重要。肝臟不僅是最好避免的可怕食物和酒精破壞的對象，也是最重要的內臟及人體最大腺體，這個強而有力的機器猶如濾器，可以排出毒素、幫助消化、調節荷爾蒙和血糖。肝臟擅長身兼數職，名符其實是人體最重要的器官，肝臟是身體能量的活動中心，負責處理你塞進嘴裡的所有食物，也是身體的儲藏室。今天不需派上用場的營養素（維他命、礦物質和其他肝臟正常運作所需的物質）和燃料（主要卡路里來源像是脂肪和碳水化合物）都會先儲存於儲藏室，稍後使用。過剩很重要，因為你每天攝取的分量不可能剛剛好，所以要是哪天錯過一餐，就能挪用先前攝取過剩的食物庫存，彌補不足。如果你某餐吃得太

多，身體便會自動儲存攝取過量的食物，並在你沒空吃東西的那幾天挪出使用。健康的肝臟儲存能量，然後在必要時刻提供你所需能量。

要是肝臟不健康會發生什麼事？攝取的燃料會轉化為脂肪囤積，特別是囤積在腹部，而且再也無法利用這些營養來燃燒脂肪，意思是無論你選擇哪種飲食法，多麼努力減重，減肥幾乎都是不可能的任務。

覺得這情況似曾相識嗎？

有數不清的飲食法都要我們吃「健康食物」，避免「垃圾食物」。肉類、穀類、奶油、豆類、馬鈴薯、豆腐、芥花油，這些算是健康還是垃圾食物？現在幾乎每天都會推出一波全新的「科學」，一筆勾消先前的說法。事實上，脂肪、碳水化合物、酮體都是燃料。健康的肝臟可以儲存和燃燒燃料，不健康的肝臟則只會囤積燃料。不管燃料來源為何，對你的肝臟來說都不會有差異，燃料並無仙丹或毒藥的分別，意思就是只要修復好肝臟，多吃一塊蛋糕不會要你的命，新陳代謝收放自如，無論你拋給它哪種曲球，它都能自行調適、處理得當。

這可是個好消息，那還有比這更好的消息嗎？有的。修復肝臟不需要幾個月或幾年的時間，只需要幾週。肝臟是一種韌性驚人的器官，只要運用這本書傳授的步驟，你就能在短短數週內修復肝臟，恢復它的正常功能。

為何新陳代謝對我意義重大

　　每次剛認識新朋友時，很多人都以為我是天生吃不胖的體質，我把這當作誇獎，但其實我年輕時也曾瘦不下來。我患有先天性腦性麻痺和癲癇，或許是因為肢體不能靈活自如，導致我體重增加的風險更高。我第一次達到體重過胖是 11 歲的事，在 70 年代，過重孩童比現在少三倍，所以我可說是特別引人側目。現在，歧視和恥笑胖子算是不正義的行為，但在當時卻是不同的觀念，嘲笑肥胖算是很普遍的問題。「人之所以胖是因為性格懶散，又不夠努力」，關於肥胖，當時大多數人都是這麼認為的。

　　事實上我一點也不懶，而且只要我下定決心，就肯定會拚到底。我很討厭自己肥胖的樣子，也很想改變，所以意志力絕不是問題。除了體重，其他障礙我都能關關跨越，我知道我堅韌的意志力絕對不輸我的瘦朋友。

　　我去找過醫生，但他推薦的卡路里記錄法並不管用，我是後來求助健康書，才發現之間的差異。我只要拿到相關書籍就會讀，並按照統整過的建議，完全戒除糖、奶油、麵包，後來近十年都沒再碰這三種食物。由於我父母贊助一位販售保健食品的親戚，我們家隨時都有高蛋白粉，我每天醒來第一餐都是高蛋白奶昔，至於午餐和晚餐，我媽媽會用全天然食品烹煮美味餐點，另外搭配專為久坐者量身定做的初學者運動，我慢慢看見明顯成效。

　　變健康後，我的人生也出現變化。我覺得身體變好，對自己更有信心，也更有能力。這是我生平第一次體會到運動的快樂，體能幾乎天天都有進步，我很喜歡這種感覺。

我覺得自己之所以能變得這麼有活力，全歸功於那些在書裡分享專業的健康專家。他們是我的英雄，我想要追隨他們的腳步，於是選擇醫學為畢生志業。我的轉變甚至讓我決定醫學院進修的重點，荷爾蒙讓我非常驚喜，因為在調節體重上，荷爾蒙所扮演的角色相當神祕。我知道我個人的辛苦經歷對我的心理造成相當大的影響，而這個轉變又十分費力。我不由得惺惺相惜起那些和我一樣努力卻始終不見成效的人，所以我的志業就是要幫助這些人。

治療糖尿病患者時，我學到一個改善健康的方法，也就是改良式斷食法。我讀到 2011 年後的晚期糖尿病研究，內容提到只要八週採取 600 卡路里的流質飲食，就能治好糖尿病。雖然療程聽起來極端，結果也很極端，但抽血檢測和電腦斷層掃描顯示，病患的胰腺完全痊癒，而且可以正常製造胰島素，他們再也不需要服藥，病人的肝臟完全清除老廢堆積的脂肪後，就可以正式向糖尿病說再見。

這個發現很不得了，簡直驚天動地。我們過去都以為胰腺是和糖尿病最脫不了關係的主要器官，要是你已經搭上糖尿病的列車，就再也下不了這班瘋狂列車。然而這項全新研究卻告訴我們，胰腺不過是其中的一部分，肝臟才是主角，因為肝臟具有出類拔萃的修復力。

在讀完所有我能找到的相關研究後，我詢問幾個病患是否願意嘗試新方法。我的構想是，許多糖尿病前期或中期的病人或許可藉由較不極端的食療治好疾病。

我採用的不是三餐流質飲料，而是兩餐流質果昔加上一餐正常健康餐點，結果非常顯著。我每兩週追蹤一次病患狀況，發現多數人不到八週就可減緩糖尿病症狀。這個早期療程的目標是要逆轉糖尿病，我們的診所亦記錄了數不清的類似案例，而這些病患不但揮別了糖尿病，停止用藥，後面幾年也繼續保持健康。

　　我們的病患幾乎人人都有脂肪肝症候群，不過幾乎沒有幾個人聽過這個詞彙。當肝臟負載過多糖，身體就會把糖轉化成脂肪儲存，這很可能引發深具潛在破壞力的發炎反應，這種反應也和心臟病及某些癌症密不可分。除此之外，全新研究顯示，脂肪肝不單是增重導致的後果，更可能是增重的起因。所以認真看待脂肪肝症候群是重獲健康和減重的關鍵，而我與病患分享的方法擁有神奇的效果。

　　除了對糖尿病和肝功能有助益，這套療程也治癒不少患有高血壓、高膽固醇、自體免疫疾病的人。我注意到肝功能改善的話，體重也會自然下降，而且幾乎主要是瘦到腰部。病患都很興奮能夠擺脫糖尿病，但發現減重的附加利益時更是喜不自勝，很多人數十年都減不下的腰圍，卻在這段期間迅速縮小。

　　在我的診所裡，醫療團隊和我都對減重效果激動不已，連我們自己都使用這套療程減重，還發現堅持下去一點也不難。接下來我們把這套療程推薦給希望減掉幾寸惱人腰圍的病患，結果他們不僅瘦了下來，甚至逆轉糖尿病、降低血壓、修復脂肪肝、終結自體免疫問題，結果驚人到我們開始把這套療程當作以上這些

疾病的解決方案，推薦給病人，這通常是病人重獲健康唯一需要的步驟。

我和醫療團隊深信兩點：

一、這套療程適用於曾嘗試無數飲食法，卻徒勞無功的人，他們只要第一次嘗試就能減重成功，而且好幾年不復胖。

二、即使只是減掉幾公斤，減重都是增加活力的不二法寶。

新陳代謝攸關你的人生

你在本書裡讀到的療程正是所有參加者甩掉幾千公斤的療程。換句話說，「參加者」指的就是一般人。這些人不僅甩掉幾寸腰間肉，也重拾健康，跟我小時候重獲健康活力一樣。說到這裡，我想到一個病人，正值 40 前段班的雪儂患有甲狀腺疾病，患病期間體重增加 20 公斤，包括甲狀腺治療在內，她什麼都試過了，體重計卻說什麼都不動如山。她持續感覺沉重、脹氣、經常排氣、焦躁不安，增重前雪儂熱衷參加健美比賽，可是現在她非但無法享受她最熱愛的休閒活動，和多半在健身界認識的朋友相處起來也很不自在。她感覺到嚴重的失落感，很想找回原本的自己，真正的自我，卻不知從何下手，甚至開始思考她是否回得去原本的樣貌。我很同情她的處境，也很希望自己幫得上忙。雪儂是頭幾個參加臨床試驗的其中一人，前四週就掉了 6.3 公斤，我鼓勵她繼續部分療程，她三、四度重複療程，最後總算減掉這 20 公斤。

想像一下那種感受。想像你扛著一個 20 公斤重的背包爬樓

梯，卸下背包時，那一瞬間簡直形同月球漫步，煥然一新。雪儂也是糖尿病前期病患，現在她的症狀完全消失。過重和不健康會折損十年以上壽命，所以雪儂不僅重拾原本的生活，也找回未來的十年光陰。想像一下多活十年，你能做多少事，而且我說的是身體健康、生龍活虎的十年，你和孩子、好友、摯愛相處的時間更長了，有更多時間能做你熱愛的事。

臨床證實、通過實際檢測的結果

本書的療程是根據數年測試和改良，加上幾萬名臨床試驗參加者協助的結果。

2014 到 2016 年間，我收集診所及線上療程參加者的數據資料，參加者多為女性，年齡介於 33 至 67 歲，平均年齡為 54 歲。有些人的目標是減掉幾公斤或 1、2 寸腰圍，有些人則希望甩掉更多體重，他們的平均目標為減去 3 寸腰圍和 10 公斤。

四週結束，平均減重值為 5.8 公斤，腰圍縮小 2 寸半！大多數人都達成個人目標，或者距離目標只剩半寸。

請注意，參加者腰圍縮減的成效高於減重目標，那是因為他們減掉的重量多半是腹部脂肪，肌肉幾乎沒有流失，如果你正在尋覓效果持久的減重法，這就是你需要的。

接下來的幾個月乃至幾年，我重新聯絡上許多當時的參加者，最常見的情況是四週重整飲食法結束後，即使體重立刻回升，通常只有半公斤至 1 公斤，腰圍則維持不變。他們也講到自己不再對某種食物和分量上癮，即使生活中偶爾會不按時吃飯或

貪吃零嘴，他們的體重、活力、食欲都不會受到影響。

如何展開重整飲食法

你的肝臟需要透過飲食攝取營養，擺脫堆積如山的多餘燃料。新陳代謝重整飲食法是一種精心策劃的飲食療法，能夠提供肝臟所需營養，同時不讓肝臟應付過多燃料。經過 28 天的飲食療程即可達成目標，飲食會包括適量且能支持肝功能的蛋白質、纖維、微量營養素、植物營養素。這套食療法會提供適當的碳水化合物和脂肪燃料，預防營養缺乏，同時促進肝臟利用已經儲存的燃料。

只需四週，之後你就能吃得健康適當，輕輕鬆鬆維持體重。大多人發現他們不需再像以前那樣忌口，卻依然能享有功能良好的肝臟所帶來的好處。肝功能增強後，他們還發現其他好處，例如變得不那麼嘴饞、活力穩定維持、水腫不再嚴重、消化也變得更好。

有些人完成四週重整飲食後就達到減重目標，有些人則希望繼續下去。若你完成第一階段的重整飲食法後還想繼續減重，新陳代謝重整飲食法裡亦加入一份維持計畫，提供你保肝的食物選項，讓肝臟不會再有負擔過重的情況。四週飲食療法結束後仍希望繼續減重的人，可以每三個月重複一次重整飲食法，每年四次，新陳代謝也不會變慢。

你也可以把新陳代謝重整飲食法當成一年一次的習慣，維持

健康的新陳代謝，生活充滿活力。

　　四週飲食療法最大的好處就是重獲代謝靈活度，加入天生瘦的行列。最棒的是，這個改變靠的不是避免「垃圾」食物或服用特殊健康食品。一顆通暢健康的肝臟，以及肝臟謹慎代謝儲存能量來源的能力，才是帶來改變的主因。

　　讀完這本書，你就能掌控自己的健康和體重，並且飲食不必忌口。我很瞭解長期活在口欲不滿足的痛苦，我已經迫不及待想看見你脫離苦海。

Chapter 1

找回代謝靈活度

　　貝琳達想在高中同學會前甩掉 7.6 公斤，她身邊的朋友都在討論最新流行的生酮飲食，於是她決定放手一搏。兩個月來貝琳達都很聽話，每日攝取的蛋白質不超過 40 公克，碳水化合物更是不超過 20 公克。她倒是不擔心她攝取的膳食脂肪，往往吃到肚子不餓就不再吃。她按部就班實踐生酮飲食，也下定決心怎樣都先別站上體重計，免得正常的體重起伏讓她信心崩潰。

　　兩個月即將過去，貝琳達去找了婦產科醫師進行婦科健康檢查。要站上體重計時，她內心七上八下，滿懷期望，最後卻心碎一地。她的體重比展開生酮飲食前還多出 4.5 公斤，之前嘗試其他飲食法時，也曾發生過這種慘劇，原本她期望這次結局可以不同以往。她的血液檢測結果出爐時，婦產科醫師告訴貝琳達，她的甲狀腺機能低下，然後將她轉診到我整合健康部門的同事琳達‧柯莎巴醫師這裡。

　　柯莎巴醫師確診貝琳達確實是甲狀腺低下，並發現她的新陳代謝比正常慢了一半，這項發現應證了貝琳達的經驗：無論她多努力，體重始終降不下來。

　　柯莎巴醫師告訴貝琳達，她不正常的甲狀腺機能很可能是飲食造成的後遺症，只要按照新陳代謝重整飲食法，加上攝取不含

碘的營養素，支持她的甲狀腺和肝臟，她的甲狀腺功能就有可能恢復正常，這些話讓她重新燃起希望。起先貝琳達有點擔心，因為菜單內容似乎比生酮飲食的分量還多，但她還是姑且一試，為期 28 天的食療過程中，貝琳達減掉了採用生酮飲食增加的體重，後來又多減幾公斤，讓她開心到轉圈圈。

完成第一階段的重整飲食法後三個月，她的甲狀腺和新陳代謝回歸正常，她不用再餓肚子，就能保持穩定的體重。

為何飲食法失靈

我在診所看過不少類似貝琳達的案例。這些人都充滿鬥志，很懂養生，也很積極減重，在過去幾年間嘗試過五種以上不同的飲食法，結果都不大成功，雖然體重計的數字降低，代謝靈活度卻變得比減重前來的差，往往會倒退回原點，有時甚至比退回原點更糟。

當你的肝臟功能不正常，會囤積滿滿的燃料，身體卻無法取用，最後身體會進入高壓狀態，挪用肌肉當燃料來源。如果你有憂鬱或焦慮的傾象，壓力會讓情況雪上加霜，人際關係更易出現摩擦，這種狀態下，你真的還有運動的動力嗎？當然沒有。你工作時還能達到巔峰狀態嗎？想都別想。除了承受其他身心壓力，你還得應付嚴重嘴饞，一天下來幾乎無時無刻都在幻想你最愛的食物，而不是專心處理真正重要的事。

要是你咬緊牙關，堅持忌口數月，或許確實減得掉幾公斤，然而因為肝臟燃燒的是肌肉，不是脂肪，你的體重雖然會減輕，

新陳代謝卻也會跟著變慢。體重計的數字是減少了（暫時的而已），可是你燃燒的卡路里也跟著降低。意思是無論你減掉幾公斤，即使你一樣小心翼翼攝取卡路里，最後還是可能復胖。

等到你展開這套重整飲食法，貝琳達獲得的改變也會降臨在你身上。你的肝臟會找回管理新陳代謝的能力，等到那一刻降臨，即使後續飲食可能不同，你的體重和活力仍能保持穩定，你也能體會到「自然瘦」的真正含義。

你的肝功能恢復後，就能不費吹灰之力保持健康體重，此外還會更有活力、睡眠品質提升，心臟病和其他癌症的風險也跟著降低。

我希望你成功，也相信你做得到，即使你現在覺得不可能。我見證過太多成功減重的案例，即使有以下狀況也一樣：

- 嘴饞
- 嘗試各式各樣的飲食法都無效
- 忙到沒時間運動
- 不會做菜
- 家庭或者事業忙不過來，蠟燭兩頭燒
- 飲食忌口
- 太常外出遠行

新陳代謝重整飲食法之所以有效，是因為這套方法對症下藥，解決延緩新陳代謝的核心問題，也就是肝臟超載。這套飲食法提供完美條件，協助肝臟清除消不掉的累積燃料，重啟正常運

作，找回你長大成人後可能就失去的代謝靈活度。

代謝靈活度是什麼？

　　人類祖先需要靠代謝靈活度生存。無法取得食物時，就會分解儲存在體內的脂肪當作燃料，大多數美國人的現況正好相反，他們活在食物過剩的環境之中，食物源源不絕，反而可能過度攝取高糖食物，囤積脂肪，阻礙燃料來源轉換的過程，導致代謝變得不靈活。

　　為了說明真實生活中的狀況，會如何影響我們的生活和腰圍，這裡就先來看兩個例子。

　　珍是一個肝臟十分健康的纖瘦女性，她很少留意自己的飲食習慣，也不常運動，不過話說回來她也不需要，因為她的新陳代謝很好。有一天珍在辦公室發現幾個剩下的馬芬蛋糕，她未作多想就嗑了一些，那天她正常進食，肝臟有儲存多餘燃料的空間。

　　次日，辦公室已經沒有馬芬蛋糕，珍忙到完全沒空吃午餐，於是她的肝臟挪用昨天多吃的幾個蛋糕熱量當燃料，即使沒吃午餐，她還是充滿活力、思緒清晰。

　　珍擁有靈活的新陳代謝，她的肝臟能夠儲存燃料，並視情況所需挪用燃料，即便她攝取的食物分量並不是一向充足，她卻能維持穩定體重，也覺得自己狀態優良。

　　現在再來看珍妮特。珍妮特也在某天吃了辦公室剩下的馬芬蛋糕，隔日同樣沒空吃午餐。由於她的肝臟沒有儲存額外燃料

的空間，所以就在錯過一餐、身體急需能量的時候，血糖指數驟降，整個人陷入低迷狀態，導致她思緒混濁、疲倦、急躁。由於她的身體急需快速補充燃料，當天稍晚她出現嚴重的嗜糖現象，於是她這天一回到家，就立刻大嗑冰淇淋，嘴饞的惡性循環讓她感到無能為力。

重整飲食法是你的救星

幾乎所有人在人生的某個階段，新陳代謝都和珍一樣靈活，很可能是童年，但這也可能是你能想吃什麼就吃什麼，盡情玩耍的階段。儘管食物攝取並不完全符合一日所需，你的脂肪率仍然很正常，活力也能夠持續一整天，你還是會肚子餓，但飢餓不是你的敵人。

這就是代謝靈活度，也是你與生俱來的能力，而現在我想幫你找回代謝靈活度。

你的新陳代謝有多靈活？

請做以下的測驗，認識你的代謝靈活度。閱讀以下問題，要是覺得問題符合你的狀況就勾選「是」，若是不符合請勾選「不是」，最後數一下你有幾個「是」的答案，得出你的總分。

	問　題	是	不是
1	我經常嘴饞，想吃垃圾食物。		
2	我一晚便能增重 900 公克以上。		

	問　　　題	是	不是
3	我勤於運動，體重卻始終減不下來。		
4	如果我錯過一餐，就會感到急躁或疲憊。		
5	我常常半夜睡到一半醒來。		
6	要是我照朋友的吃法，會胖得更快。		
7	我時常覺得脹氣。		
8	我早晨需要靠咖啡提神。		
9	我常常恍惚或分神。		
10	吃糖之後只會讓我想吃更多糖。		

你的代謝靈活度總分

1 分：你的新陳代謝火力全開！

1～2 分：你的新陳代謝還算不錯，只是稍微費力。

3 分以上：你的新陳代謝需要人拉一把才動得起來。

開始新陳代謝重整飲食法後，你會發現這些答案漸漸改變。在今年或明年肝臟重整後，記得每次都要重做這個測驗，因為你的得分可能會每次都降低一點。

嶄新食療

新陳代謝重整飲食法是一種嶄新食療法，因為這個方法治療的是代謝緩慢或不靈活的基本成因——肝臟超載。

功能優良的肝臟可以解釋為何低脂、低碳水化合物及生酮飲食不具優勢。如果只攝取某種燃料，而且大量攝取，對你是沒有好處的。對於肝功能不良的人來說，分門別類「健康」和「垃圾」

食物只是一種多餘的做法。

但若這不是忌口的飲食計畫，那你要吃什麼？該怎麼進行？

這四週內，你還是會吃大量的健康食物，但這個做法是協助你擺脫三酸甘油酯。三酸甘油酯是暫時儲存的膳食脂肪，等著當作燃料燃燒的脂肪，或者囤積成為長久的脂肪組織。你可以把三酸甘油酯想成受困煉獄的脂肪。

只要在每日的正確時間，吃對比例正確的簡單食物，新陳代謝重整飲食法便可幫你擺脫高濃度的三酸甘油酯。

每日行程大致如下：早餐一杯果昔，午餐一杯果昔，晚餐是豐盛正餐，若有需要可以吃零食，就是這麼簡單。頭幾天你可能會覺得餓，但這時你的肝臟已能夠在身體需要時供應燃料。通常到了第四至六天時，你已不會像剛開始時那麼餓，你可能會很驚訝，畢竟吃的分量減少了，但是其實攝取的食物已能帶給你療癒和活力所需的足夠營養素。

很多人會在我講到這裡時打斷我。太困難了，我沒時間，我有全職工作，還有家庭要顧，根本分身乏術。每當我聽到這些推託之詞，都會告訴他們：我規劃的飲食計畫可能比你現在做的任何事都簡單，你馬上就能學會運用對肝臟好的食物，製作出美味果昔和餐點。忙碌或外出時，新陳代謝重整飲食法很完美，因為比起你每天吃的食物，這套食譜需要的準備時間更短，也較不用花費心思。

哪些食物能讓新陳代謝正常運作？謝天謝地，這個名單很

長，包括甜菜、高麗菜、蒲公英葉、香菇；優質脂肪則有南瓜籽、開心果、杏仁；含有抗性澱粉的碳水化合物包括冬瓜、水煮馬鈴薯、白豆，瘦肉蛋白質則有鮭魚、蛤蠣、天貝（一種利用真菌進行發酵的黃豆加工食品）、家禽肉。

香料扮演的角色也很重要，我們會用到薑黃、大蒜、羅勒、薑，將兩頓餐點變成果昔，讓你的肝臟有機會好好休息和痊癒。

你可以選擇依照個人預算及超市找得到的食材準備果昔，若你為家人煮飯，他們也會愛上這些食譜，像我家人就很喜歡。對於想要來場廚藝冒險的人，你也會順便認識到幾種可供選擇的異國風味食材。每個人都可以按照新陳代謝重整飲食法吃，即使你有食物不耐症，或目前吃純素或採用原始人飲食法都沒問題。

重整運動

新陳代謝重整飲食運動計畫的重點是散步、偶爾伸展拉筋，一週進行三次微健身操，每次約五分鐘。如果你向來不喜歡運動，那麼你有福了。換個角度思考，要是你喜歡挑戰高難度的健身運動，重整飲食期間可能得減少運動量，可是不用怕，你會變得更強壯、纖瘦、更有活力。

運動可以幫助你在減肥過程中不流失過多肌肉，適當的運動量有助於平穩心情、降低嘴饞、改善睡眠品質。可是做太多運動會迫使肝臟處理過多多餘燃料和能量，導致肝臟一直無法痊癒。在這四週內進行運動有好處，不過不需太費勁，飲食計畫就能達到最優效果，這點可能會讓你感到很訝異。

向疲勞說掰掰

你的活力指數和體重息息相關。肝臟裡短期能量貯存的燃料不足時，你就會覺得疲勞，不想運動，即使逼自己運動，也會痛恨每分每秒。當你的肝臟恢復健康，你就會更有朝氣，會希望多和朋友去運動，也會期待體育活動，起床時感覺神清氣爽。

如果你最近覺得身體欠佳，甚至好幾年都有這種感覺，新陳代謝重整飲食法將減少膳食燃料的攝取，給予肝臟所需要的必需營養素，帶你回到正軌。只要短短四週，你就能暫時貯存能量，卻不至於讓能量變成體脂肪。即使食物和活動出現正常的起伏，你的體重和活力指數仍可持平。

想像一下不用再節食、忌口、戒除某種食物，這種感覺會有多棒。沒錯，飲食健康還是很重要，但你可以選擇讓自己滿足的食物，而不是單純為了減重而忌口。

Chapter 2

你的肝臟就是關鍵

良好健康的關鍵就是良好的新陳代謝,而良好新陳代謝的關鍵則是健康的肝臟。我將在本章帶你一探肝臟的奧祕生活。

第 101 堂肝臟課:基本知識

人類大腦的奧祕、不停跳動的心臟、命運密碼基因,這些都讓我們嘆為觀止。但肝臟其實才是在後台掌管整場表演的幕後主導人。「肝臟(liver)」的詞根和「生命(life)」相同,沒有肝臟人就活不了,無論是以生物學或詞源學的角度來看都是,可是我們卻視肝臟為理所當然。

希臘語的肝臟是「hepatikos」,這也是為什麼肝發炎叫作「hepatitis」、肝細胞是「hepatocytes」的原因。現代人都以為大腦和心臟是認知及情感的中心,但幾乎所有古文明都覺得肝臟才是認知與情感的中心。包括希臘、東印度、中國等傳統醫療系統都相信肝臟是健康的主要決定因素。自 1800 年代起,自然療法醫學便將肝臟治療視為幾乎每一種慢性病的首要治療步驟,就連新穎的整合醫學和功能醫學系統都知道肝臟的重要性。

肝臟的眾多特殊事蹟之中,其中一點就是它的再生能力,高達八成肝臟受損後可以重新生長。健康的人可以捐贈三分之二以

上的肝臟給需要的人，剩下的肝臟則會在幾個月後自動長回來，這就是肝臟讓人充滿希望的原因。即便你目前的肝臟功能欠佳，還是有瞬間好轉如新的可能。

肝臟的位置在哪裡、功能為何

肝臟位在腹部上方，正好在肺部和橫隔膜下方的位置，絕大部份長在右側，但也會延伸至左側，你的腸道血液和其他血管裡的血液會流經肝臟，最後才流回心臟。肝臟幾乎每分鐘都在過濾全身的血液供應。

你能夠想像不分日夜，每 5 秒就喝下一杯 140 毫升的水是怎麼一回事嗎？這就是你的肝臟過濾的血液量。你可以把肝臟當成身體的終極緩衝器，它具有貯存、過濾、轉換、保護的作用。

貯存

你的肝臟能貯存維他命、礦物質、免疫細胞、調整胺基酸、燃料、荷爾蒙，可以把它當成你個人的 24 小時商店或藥房，肝臟的微量營養素庫存則包括維他命 B_{12}、鐵、銅、維他命 A、維他命 D、維他命 K。食用肝臟對健康很有益處，因為肝富含營養素：動物肝臟像人類的肝臟一樣，貯存許多營養素。

過濾

地球最早的生物仰賴海洋水提供滋養和化學穩定性。要是水源出了問題，生命仍得繼續下去，或者盡可能調整。肝臟調節我

們體內的生態系統，在我們皮膚內打造一個安全的小型水族箱，可以把你的肝臟當作水族箱的濾網。

轉換

我們光從食物就能獲取許多必需營養素，然而還有許多你有所不知、數之不盡的重要營養素，這是因為肝臟早已默默幫你培養這些營養素，而這些都是非必需營養素及某些條件下的必需營養素。之所以不叫作「必需」營養素，是因為我們曉得肝臟會幫我們處理妥當。例如精胺酸、麩醯胺酸、酪胺酸、半胱胺酸、甘胺酸、脯胺酸、絲胺酸、鳥胺酸、丙胺酸、天冬醯胺酸、天門冬胺酸鹽等重要胺基酸。

胺基酸對人體而言就像一小塊樂高積木，這九種胺基酸得靠食物取得，但肝臟可以自行製造其他胺基酸。肝臟運用這二十塊樂高積木及數不清的功能性蛋白質，拼湊出你體內的完整積木。肝臟也能調節你的燃料和荷爾蒙，排出血液裡的毒素。事實上，要是肝臟偷懶，即使只是稍微怠惰，可憐的大腦也會跟著故障，原因就出在血液裡的毒素，肝性腦病變就是這麼一回事。

大多荷爾蒙都是在休止狀態時製造，產量遠超出身體所需，所以肝臟的角色就是整理。試想你的身體有意炸毀一座高山隧道，準備了很多炸藥，但要等到肝臟決定使用的炸藥數量後才會引爆炸藥。

同樣比喻可用於甲狀腺荷爾蒙、腎上腺壓力荷爾蒙、生殖荷爾蒙、血糖調節荷爾蒙，幾乎所有主要荷爾蒙都是。以甲狀腺來

說，八成以上的甲狀腺荷爾蒙都不會使用，你的肝臟會把這些荷爾蒙轉換成休止激素反 T_3，然後丟棄。

雖然聽起來很浪費，但正如你攝取的卡路里量從來不符合你的每日需求，你的荷爾蒙也一樣。事實上，甲狀腺需要六週以上調整產量，你的肝臟就是負責管理每日產量的要角，肝臟會決定要使用多少，可以廢棄多少。要是你的肝臟不確實管理甲狀腺荷爾蒙，就可能導致每日新陳代謝降低好幾百卡路里，而甲狀腺疾病和各型肝病重疊的程度相當驚人。

另一個例子就是你的壓力荷爾蒙。腎上腺主要製造一種叫作皮質酮的微弱荷爾蒙，通常多半到了肝臟才會視情況轉化成較強的皮質醇。當這個過程失常，內臟脂肪生長速度就會增快。

轉換對廢物排出也很重要，有些廢物是人體每日反應的副產品，類似汽車排放的廢氣，其他則是由腸道菌群送到肝臟，肝臟的演進並不包括處理藥物或環境毒物，卻可以使用相同的轉換工具，盡可能將廢物排出體外。

具保護功能的肝臟

你可能知道免疫系統多半是由腸道細菌管理，然而腸道其實與其他身體部位無直接關聯，所以猜一猜誰才是真正的守門員？幾乎所有通過腸子進入體內的東西，都會先經過肝臟。

你的肝臟充滿一種叫作庫佛式細胞的特殊免疫細胞，它們就像警衛，攻擊所有意圖闖入體內的壞東西，也會在前線警告其他免疫系統。

燃料運送路線

你的身體無時無刻都在燃燒少許燃料，燃料卻是隨著每一餐大量送進體內。多虧肝臟可以預先儲存燃料，慢慢釋放能量，否則身體內部器官根本無法運作。

肝臟會儲存兩種燃料：肝醣和三酸甘油酯。健康的肝臟會儲備這兩種燃料，同時備有更多燃料的儲存空間。三酸甘油酯是燃料庫存的最終版本，肝臟可利用碳水化合物、脂肪、酮，甚至酒精等製造三酸甘油酯，而三酸甘油酯含有大量能量，同時不佔據太多空間。

肝醣就比較特別了，肝醣只能利用碳水化合物生成，所含能量較低。肝醣有一個大勝三酸甘油酯的優勢，那就是儲備於肝醣的能量較唾手可得，只要有肝醣幫忙生火，當作燃料使用的三酸甘油酯就比較容易燃燒，你可以把三酸甘油酯想像成煤炭，肝醣則是助燃劑。

現在問題來了。當肝臟乘載過多三酸甘油酯，就沒有裝肝醣的空間。而少了肝醣，燃燒當作燃料的三酸甘油酯就會變得困難，說穿了就是更難清理三酸甘油酯。剛吃下一餐，大量燃料正要送進肝臟，肝臟卻早已堵塞，這種情況下，唯一的辦法只有拚命往肝臟裡塞進更多三酸甘油酯，或者送走原有燃料，當成體脂肪囤積。

要是肝臟超載，也會產生胰島素阻抗，導致肝臟接收更多燃料，脂肪細胞無法分解。如果肝臟有胰島素敏感的問題，細胞就可能門戶大開，讓葡萄糖和胺基酸進門，最後脂肪細胞被填滿，

三酸甘油酯無處可去，就像一架在壅擠機場上空盤旋、等候降落跑道的飛機，三酸甘油酯也繼續在體內徘徊，不幸的是三酸甘油酯並非無害，要是過量，三酸甘油酯亦可能破壞血管和神經。

這就是新陳代謝變慢的主因：肝臟嚴重超載，再也暫存不了燃料。

減少食量確實能讓肝臟不必處理這麼多燃料，雖然是有幫助，然而這個做法卻不能解決問題，因為肝臟排出三酸甘油酯需要必需營養素，而少吃則可能剝奪這些營養素。減去供應能量的脂肪同時，你的肝臟依舊得準備接收脂肪細胞的燃料，才能供應身體慢慢使用。

還有另一個問題。脂肪細胞也是廢物棄置場，許多環境污染物，例如溶劑、殺蟲劑、塑膠殘餘等，都會堆積在脂肪細胞。當身體分解掉脂肪細胞，就等於將許多廢物送入肝臟。這些化學物質造成的負擔，就會影響到肝臟用來分解三酸甘油酯的資源。

最後要說的是，燃料究竟來自碳水化合物、膳食脂肪、酮、體脂肪、抑或酒精，根本不重要。要是燃料超載，就會變成三酸甘油酯，而要是三酸甘油酯過多，就會堵塞肝臟，增加體脂肪，導致疾病發生。

蛋白質、酮、酒精

在幾個層面上，蛋白質、酮、酒精不同於脂肪和碳水化合物，因此值得特別提出討論。

◆ 蛋白質

蛋白質可當燃料使用，但功能不同。蛋白質是最不可能阻塞肝臟的營養素，原因包括：

· 蛋白質可當作肝醣，幫助燃燒三酸甘油酯。

· 蛋白質最能降低食欲。

· 優質蛋白質含有協助肝臟燃燒三酸甘油酯的必需胺基酸。

· 蛋白質促進新陳代謝的效果最強。

新陳代謝重整飲食的用意就是提供足夠的蛋白質，幫助肝臟自行清除廢物，同時不分解肌肉組織。

◆ 酮

肝臟無法燃燒三酸甘油酯時，就會製造酮，這是血糖低、沒有肝醣、肌肉無法快速分解時會發生的情況，由於高脂生酮飲食法供應不了足夠的碳水化合物或蛋白質，所以這是可能出現的狀況，肝臟製造的酮則叫作內源性酮態。

有些食物也含酮，這類型的酮叫作外源性酮態。中鏈三酸甘油酯和約莫 8 至 10％的椰子油可當酮使用。不分來源，只要是酮都是燃料，它們是肝臟唯一無法燃燒的燃料，而細胞不燃燒酮的話，肝臟就只能把酮轉化成三酸甘油酯，阻塞肝臟、形成脂肪。

酮並無法幫你減重，只是顯示身體有燃燒三酸甘油酯的能力。採用低燃料飲食時，體內僅出現少量酮很正常。採用生酮飲食時，血液和尿液裡會出現大量酮，原因是身體無法處理酮，就像產生胰島素阻抗期間的高血糖一樣。

某份大型研究觀察兩組人，一組人採用生酮飲食，另一個飲食組從碳水化合物及糖分攝取等量燃料，藉此比較這兩組人的燃脂效果。當這兩組攝取的卡路里數字相當時，25％的糖和50％的碳水化合物所燃燒的脂肪，勝過採用生酮飲食法的類組。（請參照第十章「常見問題集」，認識更多關於酮的知識。）

◆ 酒精

在肝臟將酒精轉換為醋酸鹽後，酒精飲料的酒精可當作燃料，但是醋酸鹽會形成乙醛，乙醛則會損害肝臟細胞，也是人盡皆知的致癌物質。我們稱脂肪肝為「非酒精類脂肪肝」，因為同樣情況也發生在飲酒人士身上。在所有燃料之中，酒精最可能導致肝臟的三酸甘油酯過剩。

其他讓肝臟超載的要素

我們前面提過燃料超載是肝臟阻塞的主因，但另外還有幾個成因，例如：毒物超載、缺乏必需膳食營養素。

◆ 毒物

你的肝臟能夠準確處理幾千種現代化學物質，其中一些是我們故意攝取的，例如藥物或食品添加物，其他的則不是故意的，然而要是攝取任一種化學物質過量，或者一次攝取太多化學物質，肝臟就很容易超載。

有些毒物會讓肝臟無法分解三酸甘油酯，科學家稱這個過程

為「化學毒物引起的脂質肝炎」（簡稱 TASH）。罪魁禍首包括許多現代生活常見的化學物質，例如聚氯乙烯、黃麴毒素、三氯乙烯、四氯乙烯，雖然以上物質的名稱很罕見，但其實你時常接觸這些化學物質及其他毒物，它們通常來自室內空氣、食物、水、化妝品，並且直接通到我們的肝臟。

偶爾登上新聞版面的重金屬鉛是水源污染物，新聞內容卻鮮少提及美國住家的自來水中，約三分之一含有不安全的鉛劑量，其中34％住家仍含鉛漆。和鉛一樣，氯仿常見於許多區域的自來水，也是不少蘇打飲料的添加劑，就連天然蘇打水也含有氯仿，不過你在汽水的成分名單裡找不到它。

多氯聯苯（PCBs）存在於動物性脂肪、養殖鮭魚、漆料和墨水裡。收銀員每遞給你一張剛印出的收據，你的肝臟就會吸收到新的 PCBs 劑量，導致新陳代謝變慢。

奶油和肉類含有濃度極高的戴奧辛，令人詫異的是，草飼動物肉類和乳製品所含的戴奧辛比商用級肉品和乳製品還重。塑膠購物袋、瓶裝水、停車場的空氣都可能讓你接觸到 PVC（聚氯乙烯）。

儘管事實擺在眼前，這些毒物對我們的肝臟有害，也會破壞新陳代謝，然而結果往往不會顯現於傳統的肝功能檢查，各種化學物質的綜合毒物反應，造成的後果會比個別毒物來的強烈，要是同時遇上肥胖、飲酒或是服用處方箋藥物，影響甚至更顯著。意思是若你有肥胖症，解毒功能就不會太好，而要是你不解毒，就會得到肥胖症。

腸道也會導致肝臟裡的毒物堆積。便秘時，有毒廢物堆積在大腸的時間太長，許多毒素最後都被吸收回到血流，直接送入肝臟。綠色蔬菜的纖維或葉綠素可包裹腸道廢物，好菌也能分解腸道廢物，要是你沒有這些緩衝器，肝臟就會超載運作，阻塞的機率將會更大。

解毒觀點

化學物質的負荷聽起來很可怕，但有一個好消息，那就是你越常解毒，身體就越擅長解毒。因為肝臟每天都能處理一定程度的化學物質，若你每天給肝臟的化學物質越少，肝臟就越有餘裕處理過去累積的毒物。

本書的食譜能幫助肝臟慢慢刮除堆積廢物，也能教你如何降低每日堆積於肝臟的毒物負荷。

消失的營養

由於你的肝臟牽涉多種化學反應，幾乎身體必需的所有營養都是肝臟需要的營養，然而很多人都缺乏肝臟所需的主要營養素，像是鎂、硒、鋅、維他命 D、維他命 B_{12}、葉酸鹽、維他命 A、離胺酸、色胺酸和 DHA。

營養素能為抗氧化物供應原料，幫助肝臟排除化學物質。穀胱甘肽和超氧化物岐化酶都是肝臟產物，比任何營養保健食品所標榜的抗氧化物都要強效。當你的肝臟無法自行製造抗氧化物，就對毒物較無招架之力，更可能堵塞。

除了維他命和礦物質外，蔬菜能提供植物營養素，協助肝臟運作良好。研究資料充分顯示，青花菜、藍莓或綠茶等植物營養素對肝臟有好處。新陳代謝重整飲食法能降低你的化學物質負擔，賦予肝臟全部所需營養素和植物性化合物，幫你找回良好新陳代謝。

你製造的糖分

由於肝臟負責管理體內的燃料供應，更多研究顯示，肝臟對於糖尿病扮演非常重要的角色。我們曾以為第二型糖尿病是一種個人細胞忽略胰島素的失誤，但糖尿病其實和肥胖症一樣，都屬於肝病。事實上，有些科學家把第二型糖尿病的成因稱為「滴漏肝臟」，原因如下：

胰島素不只能讓血糖進入細胞，還能在其他方面幫助調節血糖。胰島素就像是剎車，可以阻止肝臟把肝醣轉化為血糖。吃完含有碳水化合物的一餐後，碳水化合物會提供血糖來源，也會刺激胰島素釋放，以便細胞利用碳水化合物的血糖，而胰島素的激增照理說會讓肝臟停止血糖製造。

阻塞的肝臟充滿多餘燃料，由於沒有裝肝醣的空間，肝臟會不斷製造血糖，再說堵塞的肝臟運作不像正常肝臟，不會因為有胰島素就不再製造血糖。事實上，即使第二型糖尿病患吃了高碳水化合物的餐點，多數高血糖仍是來自他們的肝臟。

阻塞不通的肝臟

現在你知道肝臟有多重要，明白肝臟堵塞可能導致身體出現林林總總的問題，包括血液無法暢通無阻、肝臟無法解毒、人體荷爾蒙、營養素和免疫力的處理能力更是七零八落。和肝病一樣，這個過程就是多數慢性病的根源。

當一個人的肝臟開始阻塞不通時，會有什麼感覺？在此列舉幾個常見症狀：

- 耳鳴
- 失眠
- 噁心
- 易怒
- 頭痛
- 時而便秘，時而腹瀉

- 感到緊繃或壓力
- 嘴裡有苦味
- 悶悶不樂
- 食欲不規律
- 脹氣或多氣

以上症狀也可能出自其他情況，但要是別的解釋說不通，一般可以說是肝臟超載的徵兆。

從肝臟堵塞演變成肝病

當肝臟運作不正常，就很可能演變成肝病。以下是肝病的幾項風險因子。要是其中幾項符合你的狀況，請和醫療職業人員討論。現今或過去身體出現的風險因子：

- 腰圍增加
- A 型肝炎

- 每日飲酒
- 甲狀腺疾病

- 高血壓
- 睡眠呼吸中止
- 接觸環境毒物

- 長期服用處方箋藥物
- 服用大量健康保健食品
- 膽囊疾病

血液檢測結果

- 飯前血糖超過 90
- 膽固醇上升

- 飯前胰島素超過 10 mIU/L
- 三酸甘油酯上升

- 血清轉胺酶濃度超過 18U/L（女性）和 30U/L（男性）
- 血液的 γ- 麩胺醯轉化酶濃度超過 30U/L（兩性皆通）

症狀

- 水腫
- 黃疸
- 手掌發紅
- 食欲不規律
- 腹脹或脹氣
- 右肩疼痛
- 黑眼圈
- 乳房壓痛（男女皆通）
- 蜘蛛血管瘤
- 皮膚搔癢
- 容易瘀青
- 流鼻血或流血不止

- 成人面皰
- 皮膚出現黑斑
- 對濃烈氣味敏感
- 經常性頭痛或偏頭痛
- 眼睛發紅或眼乾
- 嘴巴有灼熱感
- 嘴巴裡有金屬味
- 右上腹部出現不適或疼痛
- 出現新的過敏／不耐症
- 男性女乳症：胸部增大（男性）

肝病

若肝臟阻塞的情況惡化，會經歷以下四個肝病階段。

第一階段：非酒精性脂肪肝

要是肝臟嚴重阻塞，就再也無法有效處理燃料，多餘的三酸甘油酯佔去肝臟總重的 5 至 10%，這就是「皮脂腺病」，而非酒精性脂肪肝（簡稱 NAFL）也會跟著開始。當皮脂腺病的情況惡化，肝細胞死亡率便會增快，血液檢測可見端倪。

在眾多肝功能血液指數之中，ALT 是非酒精性脂肪肝最主要的一種，ALT 的意思是「丙胺酸轉胺酶」，這是一種肝酵素，能將「丙胺酸」胺基酸轉換成製造能量的化合物，一般而言，ALT 都儲存在肝細胞，但一旦肝細胞死亡，ALT 就會擴散至血流。血液裡出現部分 ALT 是肝臟淘汰舊細胞的正常徵兆，可是要是 ALT 指數變高，便表示肝細胞死亡速度太快。

太快是多快？不可思議的是，ALT 指數落在「正常」範圍的人仍可能還是有問題。肝臟專家都同意正常值設得太廣，大多實驗室覺得 43 IU/L 或 60IU/L 的 ALT 指數都算正常，但其實成人的 ALT 指數不應超過 30 IU/L。病毒性肝炎、藥物反應或自體免疫肝炎等其他因子都會讓 ALT 指數升高，一旦排除其他要素，NAFL 通常是最常見的可疑因子。ALT 指數往往顯示 NAFL 存在，卻沒有顯示情況的嚴重性。

多少人患有 NAFL？無從得知，因為唯一可以確定的方法就是肝臟切片檢查，而肝臟切片檢查的目的通常都不是篩檢，只有一個例外：肝臟捐贈者。當健康人士提議捐贈肝臟組織，

切片是唯一能確定肝臟安全無虞、可以捐贈的方法。這個情況下，40.2％看似健康的肝臟捐贈者，都因患有 NAFL 而遭到拒絕。正因如此，許多專家認為即使並未診斷出 NAFL，但超過四成的健康美國成人應該都有 NAFL。

第二階段：非酒精性脂肪性肝炎

當肝細胞儲存過多脂肪，就會在肝細胞裡發炎。第二階段稱為非酒精性脂肪性肝炎（簡稱 NASH），簡單來説就是過多脂肪導致肝細胞發炎，約一至四成患有 NAFL 的人最後都會漸進發展成 NASH。

第三階段：肝纖維變性

要是發炎持續發展下去，就會形成癒傷組織，肝細胞就會發展出不可逆轉的損害。第三階段叫作肝纖維變性，若有超過三成肝細胞損傷，醫用超音波或斷層掃描通常都可發現。

第四階段：肝硬化

這時肝功能的受損程度可能已經危及生命。25％具有 NASH 症狀的人，經年累月下來會發展成第四階段，也就是肝硬化，而專家預測肝硬化是未來幾十年的主要死因之一。

先別慌——記得你的肝臟是全身上下最有韌性的器官！我們先來討論肝臟自我修復力背後的科學吧。

個案研究：凱倫

凱倫來找我的醫療團隊深度諮詢甲狀腺治療，正如她的期望，我們團隊的醫師找到幾種幫助凱倫改善甲狀腺治療的方法，也發現她有脂肪肝症候群、正瀕臨糖尿病邊緣，其實這兩個問題非常常見，可惜的是，很多醫生長達數年都並未注意或提及這些問題。

凱倫的新醫師發現這兩個病兆時，建議她嘗試新陳代謝重整飲食法，結果凱倫的肝功能和血糖大幅進步，肝酵素從超過正常值的 88 U/l 進步到理想的 13 U/l，血糖更是從瀕臨糖尿病邊緣的 6.3%，降至正常至偏高的 5.6%。

凱倫的故事讓人特別印象深刻，原因是她的上一位醫生不敢相信，實驗室的測驗結果居然出現如此劇烈神速的變化，於是堅持要她再做一次測驗。一個月後，第二次測驗結果顯示，她的健康狀況更加突飛猛進！

Chapter 3

療癒你的肝臟

　　上一章你已經學到，肝臟猶如超級巨星，肝臟阻塞不通代表新陳代謝不良，但只要做對了，肝臟便可得到療癒。我將在本章解釋肝臟療癒的條件，教你用四週食療達成目標。現在就讓我先解釋新陳代謝重整飲食法背後的科學。以下是讓阻塞肝臟暢通的兩大重要步驟：

　　第一步：肝臟修復飲食

・高共軛

・低燃料

　　第二步：身體重整

・還清睡眠債

・微量運動

第一步：肝臟修復飲食

高共軛

　　「共軛」就是「詞性變化」，具有「連結」或「接合」的意思。為了排出脂肪和毒物，你的肝臟需要可以相互接合的營養素。

肝臟會利用兩個階段自我清潔：啟動和接合。想像一下採礦作業的目的是將煤礦挖出地面，首先你得先破壞牆壁表面的煤礦，接著把煤礦堆上手推車，然後推出去。

在啟動階段，廢物經過「啟動」或化學變化產生接合力，這就是身體從牆壁鑿下煤礦的階段。接合過程中，某些營養素會包裹廢物，讓廢物在不造成困擾的情況下，順利排出體外，這就好比把煤礦裝進手推車。接合階段的主角是胺基酸，特別演出是植物營養素，配角則是膳食纖維。你的肝臟越是需要解毒，這個過程就會越快速。但有個問題，很多物質加快啟動的速度，而不是接合，例如：咖啡因、酒精、環境化學物質，隨便列舉都是，而且往往快到讓你接合跟不上腳步。

這就是禁食不見得能夠有效解毒的主因。禁食確實能將廢物逼出它們囤積的位置，但因為肝臟沒有足以進行接合的原料，廢料通常會離開組織，又繞回血流裡。這時廢物會折回你的肝臟，甚至跑到大腦。

高植物營養素飲食能夠提升肝臟排除廢物的能力，更有效處理燃料。最能有效幫助啟動階段不活躍過度的方法，就是吃青花菜、花椰菜、高麗菜等十字花科蔬菜，搭配傘形科蔬菜，例如：胡蘿蔔、香芹、防風草。女性肝臟對上列食物的反應會優於男性肝臟。

另外有些健康食物亦可促進接合跟上腳步、提升肝臟的 NrF2 和穀胱甘肽等內部防禦力，包括魚類、薑黃、番茄、木瓜、大蒜、洋蔥、蘿蔔、葡萄、大豆製品。

吃纖維？不吃纖維？

我們通常以為纖維只有一種，但其實纖維是一種包羅萬象的類別。說到纖維，要知道種類很重要，和其他飲食的組成一樣。你的腸內菌群需要吸收不同類型的纖維，纖維總量很重要，但最新研究顯示，纖維多樣性也同樣重要。

新陳代謝重整飲食法提供五花八門的纖維，包括所有富含纖維的蔬食種類：豆類、未去殼全穀、堅果、種籽、蔬菜、水果。

記得接合需要來自蛋白質的胺基酸，你可以從任何富含蛋白質的食物攝取到肝臟無法自行製造的胺基酸，接合界的超級巨星包括家禽肉類、南瓜籽、軟體動物、小扁豆、綠豆、葵花籽、白色豆類。

新陳代謝重整飲食提供你大量源自食物的接合因子，協助排出阻塞肝臟的廢料。

低燃料

由於所有燃料都交由肝臟處理，重整飲食法採用的是低燃料配方，可為三酸甘油酯打造空間。等到你為三酸甘油酯排出空間，就可以再次分解脂肪組織。

我指的燃料是任何碳水化合物、脂肪或酮的組合，這裡我偏好使用「燃料」而不是「卡路里」，因為並非所有卡路里都一樣，肝臟處理蛋白質和抗性澱粉的方法，和處理脂肪和碳水化合物是不一樣的，另外我認為大家太執著於碳水化合物、脂肪和酮的拔河，說到肝臟超載，這三種燃料應該一視同仁。

燃料？或者只是卡路里？

　　卡路里大概是我們攝取的熱量中最兩極化的一種。事實上，受試對象在對照情境中攝取過量卡路里會導致體重增加，攝取低卡路里則能減重，而這都和卡路里來源無關。

　　卡路里確實是真的假不了，但卡路里的來源無法精準預測每個人的體重。要是攝取數量夠多，光是吃新鮮綠色蔬菜、野生捕捉的鮭魚和有機藍莓都可能增胖，熊每年冬眠前就是這麼吃的。

　　我再提出一項可以說明卡路里威力的證據。只要控制卡路里得當，吃奧利奧巧克力夾心餅乾、多力多滋玉米片和奶油夾心蛋糕也能減重、逆轉糖尿病、降低血壓。但請注意，沒人曉得這種吃法長期下來對身體是好是壞。比起減重的好處，誰曉得你隨便吃進肚子的化學物質，是否會造成更多危害？

◆ 卡路里的微妙之處

　　卡路里並沒有一個通用的模型，因為每個人的新陳代謝不同，另外還要考量蛋白質和抗性澱粉扮演的角色。

　　新陳代謝的變動分成兩種：預測代謝率和代謝靈活度範圍的誤差。基礎代謝率（BMR）是人體每日燃燒、以保持體溫和基礎保養的卡路里。對於每日活動量低於八個鐘頭的人來說，這就是他們燃燒卡路里的主來源，而 BMR 主要是依據你的淨體重、性別、年齡等的順序決定。

　　你可以估測你的 BMR，也可以進行實際測量。我曾見證經過實際測量後，同樣身材、性別、年齡的人出現三倍的 BMR 範圍落

差。BMR 最低的人自稱食量不大，體重卻增加，BMR 最高的人則是食量大卻纖瘦的人。

新陳代謝也有代謝靈活度的差別，無論你靠食物攝取多少燃料、體能活動耗費多少燃料，都能維持穩定體重，保持身體正常運作。淨卡路里是你減去身體活動或運動後所剩的攝取卡路里。假設你攝取 1800 卡路里，活動燃燒了 200 卡路里，你當日的淨卡路里就是 1600 卡路里（1800 − 200 ＝ 1600）。

所有人都有一個淨卡路里範圍，要是攝取燃料過多就會增重，燃燒過多燃料則會瘦下來，覺得需要休息。假設辛蒂每日攝取的淨卡路里只要介於 1300 至 2000，就能夠保持體態，精神也很好，那就可以說她的新陳代謝很靈活。而要是安娜攝取的淨卡路里總數必須低於 1300 才能減重，雖然是瘦下來了，她卻覺得精神萎靡，無法心平氣和待人，不停嘴饞，可是攝取的食物要是達到 1500 淨卡路里，她的體重就會開始上升，那麼安娜的新陳代謝就不夠靈活。

很多人跟安娜一樣，這是悲哀的事實。很多人要是不讓自己餓到頭昏眼花，即使只是半公斤都減不了。但等到肝臟暢通，你就能重整重啟新陳代謝，體會到辛蒂那種靈活的新陳代謝。

這個低燃料飲食的架構能賦予你最理想的蛋白質，幫助你接合，不損失肌肉，更在採用該飲食法的過程感到活力充沛。理想的蛋白質就是讓脂肪組織永遠回不來，正是與溜溜球飲食最大的差別，在低燃料飲食中，三是一個奇妙數字，你每一天都會從兩

杯果昔、一頓正餐和無限吃的蔬菜零食攝取到三份蛋白質和三份燃料，燃料則來自優質碳水化合物和健康脂肪。

碳水化合物

如果你設定的目標是提高代謝靈活度，只要謹慎運用，碳水化合物就會是個好幫手。優質碳水化合物含量過低的飲食會阻撓肝臟燃燒三酸甘油酯，且碳水化合物也能幫助肝臟製造穀胱甘肽、啟動甲狀腺荷爾蒙、降低皮質醇以及增加好菌。

過低的碳水化合物飲食導致肝臟無法燃燒三酸甘油脂，因此這個方法並不適合想要重整新陳代謝的人，然而從另一方面來看，對患有糖尿病的人來說，過多的加工碳水化合物的飲食可能導致調節血糖的功能下降。出於這個原因，這種飲食法並不完全適合所有人。

適當攝取碳水化合物的好處多多，尤其是纖維和抗性澱粉方面。多攝取纖維對於接合很好，因為這能阻止直腸的廢物重回肝臟。優質碳水化合物也是協助肝臟的植物營養素來源。

以下是幾種最優良的碳水化合物：

·紅豆	·黑櫻桃	·南瓜屬
·甜菜	·小扁豆	·地瓜（蕃薯）
·黑豆	·石榴籽	·蕪菁
·藍莓	·紫薯	·野米
·蕎麥	·藜麥	

抗性澱粉

抗性澱粉（簡稱 RS）的好處一籮筐，例如：

- 改善肝功能
- 有效調節血糖
- 消除內臟脂肪
- 修復新陳代謝症候群
- 減脂
- 增加肌肉質量
- 促進健康的腸道菌群

　　我們可以從哪些食物攝取到抗性澱粉？目前發現抗性澱粉含量最高的食物類別就是豆類。你應該常聽人把「豆子」和「豆類」混為一談，但事實上豆類涵蓋的範圍更廣泛，包括豆子、鷹嘴豆、角豆、小扁豆、牧豆、豌豆。

　　一份連續九年追蹤一萬名受試者的研究指出，每日食用 28 公克含有 RS 的豆類比其他食物類組更能降低死亡率，而 28 公克的豆類降低死亡風險的機率更勝 240 公克的蔬菜。

　　另一份研究測試豆類是否有助於更年期婦女縮小腰圍、改善肝功能，研究分頭追蹤兩組採取同樣飲食、卡路里數量相當的女性，然後在其中一組女性的飲食裡偷偷加入豆類，但當事人都不知道她們吃的是哪一種飲食，幾週不到，不知不覺吃下豆類的這組女性明顯瘦下來，肝臟也變得更健康，膽固醇和血壓也有明顯改善。

　　由於擔心攝取到植物凝集素和植酸鹽等植物營養素，我們吃的豆類通常不足，可是證據已經擺在眼前：食用豆類比不食用更健康。

由於 RS 屬於一種碳水化合物，其他幾種優質碳水化合物的食物也有 RS。除了豆類，其他 RS 來源包括：

- 香蕉／大蕉（香蕉的人工選育品系之一）
- 穀類
- 馬鈴薯
- 健康補給品

脂肪

四週食療過程中，健康脂肪提供必需脂肪酸和輔助養分。我們選擇的脂肪類型也能降低發炎和胰島素敏感性，跟碳水化合物一樣，脂肪能供應有益的營養素，也可能導致燃料超載。

首先，讓我們先定義「必需脂肪酸」的意思。必需脂肪酸分成兩種：亞麻油酸，別名 ω-6；以及次亞麻油酸，別稱 ω-3。這兩種都是多元不飽和脂肪酸，主要來自深海魚、堅果、種籽。單元不飽和脂肪的來源則是地中海食物，像是橄欖油、杏仁、酪梨。單元不飽和脂肪並非必需脂肪，但卻是相當優秀的中性燃料來源。

最後是飽和脂肪。飽和脂肪並非必需，但少量攝取無害，少量指大約佔總卡路里的 7 至 10％。多年來我們都誤以為即使只有 3 至 5％，少量飽和脂肪仍可能致使心臟病，但後來科學證實這並非事實後，很多人開始把飽和脂肪當作超級食物，適得其反。雖然飽和脂肪並非壞人，但它們也不是超級食物。

當飽和脂肪攝取量超過 15％ 或 20％，我們的細胞膜就會變得

濃稠笨重。想像一下流理台上擺在橄欖油旁的奶油或豬油，這種飽和度最高的油脂較不易流動，在你的細胞裡也是。大量攝取飽和脂肪與糖尿病、乳癌、腦部早衰亦有關係。

另外還有反式脂肪酸，這種脂肪酸有害無益，許多國家已經禁止使用。反式脂肪酸是高度加熱多元不飽和脂肪酸或單元不飽和脂肪酸形成，乳製品和牛肉天生具有反式脂肪酸，這也是為何新陳代謝重整飲食菜單上的脂肪來源，只有深海魚、堅果、種籽和蔬菜。

蛋白質

講到修復新陳代謝，蛋白質扮演的角色和脂肪及碳水化合物不同。暫時減少攝取脂肪和碳水化合物對你沒有負面影響，可是你的身體仍需要足夠的蛋白質。

肝臟接合代謝廢料和三酸甘油酯時，蛋白質即是必需胺基酸的唯一來源，要是從優質蛋白質食物攝取的必需胺基酸不足，飲食就無法達到最理想的肝臟共軛代謝。

跟脂肪和碳水化合物一樣，蛋白質也是以訛傳訛的受害者，諸如下列的說法實在太常見：「人體不需要那麼多蛋白質」或「你絕對不可能有蛋白質缺乏症」，再不然就是「人攝取太多蛋白質，只會害死自己」。最低蛋白質需求是很容易達成沒錯，要是吃過多高度加工的動物食材，例如香腸和培根，確實會為健康帶來嚴重風險。

我們先區分低燃料飲食裡，最低蛋白質需求和最理想蛋白質

需求的差別。每日的蛋白質建議攝取量很低，一個 63 公斤的女性每日只需 50 公克便可達標（大約兩份蛋白質），這個分量已足以預防蛋白質缺乏症。然而要是我們出於某種原因減少飯量，蛋白質攝取量普遍而言會劇烈降低，身體會把肌肉當成蛋白質來源、消耗肌肉，彌補不足的蛋白質。

舉個例子，一個 63 公斤的女性若飲食攝取到至少 90 公克的蛋白質，也就是大約三大份蛋白質，那她減掉脂肪組織、修復新陳代謝的機率最高。為期四週的食療會以兩份果昔和一頓正常晚餐的形式，為你補充到分量足夠的蛋白質。

蛋白質的分量要多少才是正確？就和其他飲食原則一樣，均衡最好。研究顯示，三倍以上的蛋白質是安全食用量，而這正好也是新陳代謝重整飲食法建議的分量。含有優質蛋白質的食物包括：

- 魚
- 天貝
- 豌豆蛋白粉
- 草飼牛瘦肉
- 家禽肉
- 軟體動物
- 貝類

豌豆蛋白具有數樣出色特質，特別適合列入新陳代謝重整飲食的菜單。這種植物蛋白質屬於鹼性，所以不像動物蛋白質會造成酸性負擔，而這對低燃料飲食格外重要。不同於其他植物蛋白，豌豆蛋白和水混合之後會形成分子凝膠，改善吸收。好幾項科學研究已經證實，豌豆蛋白降低食欲、調節血糖的效果優於其他食物。

豌豆蛋白有能夠抑制形成三酸甘油酯的膽固醇的功效,以及由腸道吸收進入肝臟的飽和脂肪,效果更勝乳製品蛋白質。最後,由於乳製品蛋白質會增加生長激素,導致囤積在肝細胞的脂肪不能分解,所以豌豆蛋白是比蛋清和酪蛋白等乳製品蛋白質更優質的選擇。

無限吃零食

什麼是無限吃零食?沒錯,真的就像聽起來一樣誘人,你可以無時無刻盡情享用這一類型食物,這些食物可以無限大啖,因為它們提供大量寶貴的植物營養素,燃料量更是極低。

即使你不把這些當零嘴吃,每天至少也要在正餐和果昔裡攝取到三份。你就放心盡情大吃吧。

以下是幾種可以讓你無限吃的選擇:

・甜椒　　　　・番茄　　　　・各種綠色蔬菜
・西洋芹　　　・櫛瓜
・青花菜　　　・小胡蘿蔔

來自蛋白質和抗性澱粉的卡路里

源自蛋白質的卡路里能即刻提升新陳代謝,刺激肌肉生長(肌肉生長也會改善新陳代謝),也比碳水化合物、脂肪或酮的卡路里更有飽足感。另一個蛋白質的主要元素就是滿腹感,不論是動物性或植物性蛋白質,減重時理想的蛋白質飲食都是有效降低食欲的好幫手。

即使你的身體出現一般會引發食欲的瘦素和飢餓素變化，只要攝取到理想分量，蛋白質就能讓飢餓不找上你。意思是你可以吃得少卻覺得飽足，也不會導致什麼缺點。

　　事實上，說到基礎代謝率，蛋白質提升新陳代謝的能力比其他食物好。理想蛋白質飲食也稱作「食物熱能效應」，能夠提升 15％ 的新陳代謝。只要你多攝取蛋白質，新陳代謝就會持續提高，而只要你攝取的蛋白質足夠，身體就不會回歸新陳代謝低落的狀態。

　　首先，低碳水化合物飲食似乎更具減少脂肪組織、降低食欲的功效，但研究員指出，大多低碳水化合物飲食其實屬於高蛋白質飲食。究竟是低碳水化合物飲食能協助減重，抑或高蛋白質可促成減重，近期研究也正致力找出解答。研究員發現，當他們控制蛋白質量時，碳水化合物或脂肪的分量就不再是重點，低脂高蛋白質飲食和低碳水化合物高蛋白質飲食的效果一樣好。

　　另一個卡路里大不同的例子就是抗性澱粉，澱粉是一種由小單位的碳水化合物分子集中而成的大單位碳水化合物。抗性澱粉會阻擋消化，所以只會產生約一半我們預測的卡路里，好處更是不只有儲存備用卡路里。抗性澱粉亦可穩定血糖，尚未運用的卡路里也是培養好菌的最強燃料。

　　基於血糖效應的緣故，抗性澱粉能幫助燃燒脂肪、降低糖尿病風險、穩定活力指數。由於抗性澱粉具有培養好菌的效果，亦連帶能增進免疫力、降低癌症機率、改善消化健康。

微量營養素

可是，低燃料飲食會導致微量營養素缺乏，有關這個問題的解決方法，新陳代謝重整飲食不會忘記補充足夠的微量營養素，飲食重點就是食用未加工食物，種類越多越好，同時避免高加工食品，再審慎搭配微量營養素補給品。肝臟若要處理囤積燃料和毒素，微量營養素就不可或缺，現代飲食所含燃料過高，解毒過程所需的微量營養素卻往往太低。

低燃料重整飲食需要持續多久？

請記住，這是重整療程。四週的新陳代謝重整飲食結束後，你仍需要留意燃料總攝取量，著重攝取未加工食品，但不必忌口就能維持健康和體重。如果完成四週療程後，你仍希望再甩掉幾公斤或者更提高健康狀態，可以每三個月重複一次重整飲食法，甚至一年進行四次，新陳代謝也不會變慢。

進食時間

四週重整飲食計畫鼓勵大家按時用餐，因為身體每一天的節奏若是規律可期，對肝臟的運作最好。如果你曾經照顧過小嬰兒，就會知道規律一旦中斷，下場有多可怕。把你的肝臟當作小嬰兒，每天在規律時間內飲用果昔和晚餐，即使燃料進帳量不高，你的活力指數、食量、心情都會變得更好管理。

兩餐之間，你可以依需求補充食物，無限吃零食清單會提供你眾多選項。前面幾天結束後，大多人會發現自己不那麼餓了，

對於果昔和晚餐的滿足感都會提升。

果昔和代餐

新陳代謝重整的架構是一天兩杯果昔、一頓正餐、零食無上限。眾多研究顯示，代餐比忌口的飲食法有效，已證實能帶來許多益處，包括：

- ·減少脂肪肝
- ·長期追蹤成功率更高
- ·更容易堅持下去
- ·初期更快速減掉幾公斤
- ·縮小腰圍尺寸
- ·減去體脂肪
- ·降低發炎

2013 年完成的研究總共找來三十六名糖尿病控制不佳的過胖病人，比較代餐和每日一、兩頓果昔餐的功效。每日食用兩餐果昔的病患和每日僅喝一餐果昔的病患相比，可減去多達八倍的重量。參與者也發現，兩餐果昔的飲食計畫和一餐果昔一樣容易堅持。

兩杯果昔也贏過一日三杯果昔。比較一組限制忌口的類組，也就是一日三杯果昔、無正餐食物，每日兩杯果昔的類組享有相同好處，卻更容易堅持下去。

代餐為何有用？第一，你需要做的決定變少了，有個概念叫決策疲勞，意思是有更多需要思考的要素時，就較不易做出決策。採用新陳代謝重整飲食時，你只需要兩分鐘，就能馬上做出兩餐，比較沒有選擇食物的壓力，過程也較不令人洩氣，由於過

程簡化，也更容易持續下去。

　　同時，這也是最容易攝取高蛋白質和低燃料的做法。許多動植物性食物含有蛋白質，可是要同時減少碳水化合物和脂肪的攝取卻不容易，因為大多天然蛋白質來源富含這兩種燃料。你可利用零燃料或燃料不高的高蛋白粉製作果昔，這樣一來就能攝取到正確的蛋白質分量，卻不至於吃進過多碳水化合物或脂肪。

　　同時富含蛋白質和脂肪的食物有：

- 堅果
- 種籽
- 乳酪
- 肉類
- 深色的家禽肉
- 大豆食品

　　同時含有蛋白質和碳水化合物的食物有：

- 豆類
- 高蛋白穀物（藜麥、冬小麥、莧菜）

果昔的功效實證

　　事實上，證明蛋白質果昔效果的證據相當驚人。針對一百名過胖成人進行的飲食控制研究指出，即使兩種飲食法攝取等量卡路里，高蛋白代餐幫參與者減去更多脂肪、保留下較多肌肉質量，效果更勝標準的代餐飲食。

　　刻意減重的成人要是減去肌肉，下場會特別危險。在一份盲測研究中，約有八十名年長成人採用低卡路里飲食，攝取蛋白質補給品的人增加約半公斤的肌肉質量，而僅食用膳食蛋白質的類組則顯示掉了約兩公斤的肌肉質量。這對禁不起損失一點肌肉組織的老年人口來說，是非常關鍵的差異。

也有研究比較果昔和食物。研究將九十名過胖成人隨機分配到正餐照常的類組，抑或一日兩餐果昔、一餐正餐的類組，並且展開為期四十週的追蹤。使用果昔的類組減去的體重較多（12.3％，另一組則減掉 6.9％）。除此之外，正餐組的飽足感並沒有比較高，果昔組的發炎和氧化壓力劇烈降低。這份研究最棒的一點是，果昔組的堅持率高過正餐減重組。事實上，即使果昔口味只有兩種，受試者也不覺得果昔飲食計畫索然無味。即使需要連續十六週進行食療，他們還是偏好果昔飲食。

代餐和果昔的革命顯示，低燃料飲食很有效，能夠幫助肝臟暢通，對肝臟健康相當有意義。

第二步：身體重整

為了達到最高的新陳代謝重整的功效，你主要必須改變兩種生活習慣。第一，還清你的睡眠債；第二，進行「微運動」健身。

清償睡眠債

沒錯，睡眠對新陳代謝非常重要，但重點是你的總睡眠債，而不是你昨晚總共睡了幾個鐘頭。睡眠債的定義是經年累月所錯過的睡眠量。

睡眠之所以重要，是因為睡眠荷爾蒙「褪黑激素」能協助肝臟重建肝醣供應量。肝醣越多，新陳代謝越好，而身體在漫長深層睡眠時，達到重建肝醣、燃燒囤積脂肪的效果最強。褪黑激素則可逆轉專門促成脂肪堆積的基因性破壞。

高品質的睡眠很重要還有一個原因，那就是睡眠能預防身體釋放大量阻礙減重的皮質醇，皮質醇可能導致情緒低迷、無法抑制的嘴饞及新陳代謝減緩。

　　睡眠也能將基因從與你針鋒相對，調整成順從的乖寶寶。你有想過害你穿不下牛仔褲的元凶可能就是基因嗎？即便基因導致你成為易胖體質、怎樣都減重失敗，但只要你睡得夠多，肥胖基因就不會構成問題。

　　此外，只要睡眠充足，就能做出正確的飲食決策，大腦的腦島皮質會調節尋找樂子的行為。相信大家都曾接收過大腦鼓勵你去找樂子的訊息，高燃料垃圾食物就是其中一種。但一定非冰淇淋不可嗎？睡個午覺效果是否一樣好呢？事實上，你的睡眠債越少，就越有能力選擇如何回應這些訊號。

你欠了多少睡眠債？

　　以下這份問卷能帶你瞭解，你的睡眠債是不嚴重、還是嚴重到讓你快要喪失健康的主導權。每打一個勾，就獲得 1 分。

☐ 你是否每到下午就會嘴饞？
☐ 你早晨是否需要鬧鐘才醒得來？
☐ 你早上是否需要咖啡提神？
☐ 午餐後是否經常睡著？
☐ 閱讀時是否會睡著？
☐ 和另一半或家人相處時，是否很容易煩躁？
☐ 是否覺得很難專注？
☐ 週末時是否會睡懶覺？
☐ 你是否會在奇怪的時間睡著？

　　現在來看看你的總分：

0 分：你應該沒有睡眠不足的問題。

1 ～ 3 分：你有輕微的睡眠不足，可以考慮在重整療程中試著睡滿八個半鐘頭。

4 分以上：你有嚴重的睡眠不足，應該在重整療程一開始考慮「睡眠假期」。

　　在重整療程中，你應該設定怎麼樣的睡眠目標？對大多人來說，七個半小時是最基本的睡眠時數，有些人發現展開重整療程，微調改變之後，要是睡滿八個半至九個鐘頭，他們就較不易感到飢餓、活力指數也會增加。

完美的睡眠假期

有時我們需要遠離繁瑣生活，好好喘息一下。如果你嚴重睡眠不足，可以考慮放個睡眠假期，即使狀況不嚴重，或許也值得考慮，一筆勾銷你累積的睡眠債務。什麼時候進行最好？若你嚴重睡眠不足，重整食療過程的任一個時間點皆可考慮，療程剛開始頭幾天的效果特別好。

建議的方法是，可以挑個週末訂一間飯店房間，要求不要有電視的房型，或者請飯店人員拿走遙控器。另外請他們房內不要擺放零食，並在門把掛上「請勿打擾」的牌子，手機開啟飛航模式，自帶製作果昔的器材、食材、高蛋白粉，以及全能代餐食品，包括：綜合維他命、綠色蔬菜、種籽、莓果與甜菊。

另外身邊一定要準備大量飲用水，保持身體濕度很重要，睡眠假期更尤其是。挑選鄰近的睡眠假期目的地時，應該考量客房服務菜單提供的選項，先預定好食材不會有誤的客房服務餐點，內容要有魚、清蒸蔬菜、糙米、烤馬鈴薯或是黑豆。

要是不太敢嘗試跳脫正常生活，可以考慮找一個「睡眠管家」，這有點類似互助制度，找一個人監督你使用電話或電子郵件帳號，要是有必要，就讓對方全權掌控你的生活。

睡眠假期可能是讓你變健康的一把金鑰匙，重整法幫助重置你的生活節奏，讓你的肝臟更能發揮功能。

微健身操

新陳代謝重整的最後一件事，就是運動健身，這種運動叫作

微健身操。為何這麼多人拚命運動卻始終瘦不下來？要是你的新陳代謝良好，運動是件美事，但要是新陳代謝不良，運動對身體來說就是一大壓力來源。研究顯示，許多人瘦不下來的主因正是運動過量。認真運動時，你的肝臟必須處理身體燃燒的燃料，光是提供能量就已經吃不消，要是再添加負擔，只怕會讓情況雪上加霜。

少許運動對肝醣製造和肌肉健康是不可或缺的，能夠製造出更多幫助身體運行順暢的肝醣，暢通肝臟。微健身操之所以有幫助，是因為微健身操能夠保持你的肌肉量、不需要讓肝臟處理更多燃料、讓你的粒線體變得強健。

採用低燃料飲食時，短健身操比起長時間健身對你的新陳代謝更有好處。如果方式正確，健身也不會讓你感到飢餓。微健身是重整食療的一部分，可以修復你的新陳代謝，好讓你可以享受更多食物和運動。

新陳代謝重整

新陳代謝重整只是短期療程，總共為期四週。該套療程可以修復你的新陳代謝，省去節食的麻煩和壓力。肝臟是代謝靈活度的關鍵，而這套食療的用意是照顧好你的肝臟，為肝醣製造更多空間、協助身體重要器官解毒。

這套飲食法採用哪些食物？主要是維持低燃料、同時保持強壯體魄的充足蛋白質，同時讓你有機會償還睡眠債，調整生理時鐘。睡眠能重新調整你的基因表現，不再讓肥胖基因拖垮你。微

健身操恰到好處，既可增強你的肌肉、讓新陳代謝保持在巔峰狀態，也不讓你的肝臟系統超載。

現在你已經明白新陳代謝重整食療背後的科學，就讓我們繼續進入下一個部分，看看要怎麼為這套食療做準備。

Chapter 4

為煥然一新的
新陳代謝做好準備

　　想像一下從現在起的一個月後，你感覺到身體變得輕盈、體力更充沛、不用再節食，而早在你之前，已經有幾千人見證改變，只需要稍作規畫，你也能有效重整新陳代謝。

設定期待值

　　健康的肝臟和新陳代謝是我們的主要目標，但很多人仍將注意力放在減重和縮小腰圍的附加效果。當然最終結果可能南轅北轍，但我們的臨床試驗顯示，女性每次進行重整食療，平均可以減去 6.3 公分腰圍或是甩掉 4 公斤體脂肪。

　　要是需要甩掉的脂肪組織越多，重整飲食法的結果就越顯著。有些人在四週內就減去 12.7 公分的腰圍，反過來說也一樣：較接近目標脂肪率的人，甩掉的腰圍總數較少。另外性別也有差異：女性減去腰圍效果較明顯，男性則是甩掉較多體重。

　　前一至三天是調適期，請先做好心理準備。你的肝臟阻塞越是嚴重，調整幅度就越顯著。大多人會覺得較為飢餓，也有人出現疲倦、嘴饞、頭痛、急躁、脹氣，甚至皮膚紅腫的症狀。到了第三天，以上症狀應會逐漸緩和，來到第六天，你很可能發現和

一開始相比，已經不那麼飢餓，活力也能穩定維持，就連思路都變得更清晰。

進入第二週，可以預期你越來越能適應這套食療，甚至注意到自己的閒暇時間比以往多，因為你不需要花太多時間思考要吃什麼，也不用做太多準備，健身運動的時間也很短。接下來的療程通常感覺飛快，甚至四週結束後你還想繼續下去。若想繼續，請參考第十章「常見問題集」提供的想法。

現在你知道了該有哪些心理準備，以下是幾個準備步驟。

第一步：找出你重整的原因

你為何想改善健康？換一個問法：你為何在書店裡挑中這本書，而不是一本小說？答案應該不言而喻。誰不想要纖瘦健康？即便如此，但你要知道，這個問題回答的越好，你的重整成功率就越高。除非你明確化作文字，否則動機可能不夠明確。健康宣言的確能決定療程對你的效果，所以以下是幾個建議和提示，幫助你找到回答問題的方法。

重整日記

如果你有日記本，請拿出來使用。若是沒有，找一本好筆記本和一支你最喜歡的筆，用筆記本追蹤進度，但首先請利用大約十分鐘的時間，描述你展開這個食療的動機。以下是幾個激發靈感有創意的提示：

◆ 一號提示：私人理由

通常這會是第一個想到的理由。你想要漂漂亮亮穿上泳裝嗎？在社交場合充滿自信？皮膚變得健康亮麗？體態更輕盈靈巧？你是否曾經幻想，要是變瘦了，你的人生會變成什麼樣子？現在不是批判自己的時候，反而應該把這化為你實踐的動力。請盡情投入你的幻想，並且寫在日記裡。

◆ 二號提示：健康益處

也許你是想降低膽固醇指數或者提升睡眠品質，或許你不想再吃藥，也許你曾見識糖尿病毀了某位親人的生活，而你不想步上後塵。對你個人的健康而言，有效的新陳代謝重整飲食的意義是什麼？

◆ 三號提示：其他原因

趁你現在正動筆，思考一下你最強烈的動力：你的健康不只對你有好處，變健康的你對你所愛的人也有好處。想像一下你和另一半的關係變得更親密，或是你能更輕易找到另一半，是不是很值得？要是你可以和兒孫玩鬼抓人遊戲，是不是很棒？如果你有源源不絕的精力，可以如何參與協助你所重視的社會活動？

食療過程中、結束後，都請反覆思考這些理由，把這當成一種習慣，激勵自己為了最重要的人事物，努力堅持下去。

第二步：降低化學物質的接觸，減少負荷

你的肝功能越好，新陳代謝就越順暢。很多人代謝靈活度不再的其中一個理由，就是肝臟必須處理每一天接觸的化學物質。以下是幾個能減少肝臟廢物負荷的步驟。

請把化學物質的負荷想像成一個滿溢成災、讓地板遭殃的水槽。為了避免這種情況發生，你必須先確定排水口暢通，水龍頭也得拴緊。以這個比喻來看，排水口就是身體排除廢物的能力，水龍頭則是進入身體的化學物質數量。可惜的是每日接觸的化學物質並不可能降至零，水龍頭也無法完全拴緊，但你仍可採取幾個簡單步驟，讓水龍頭滴落的水減少至只剩一小滴。

第一步就是室內空氣。保持清新空氣的重要性並不輸食物的衛生，很多人得知後都大呼不可思議，目前為止最主要的化學物質接觸來源並非食物，而是居家空氣。關於食物的章節會告訴你該如何避免飲食攝取到化學物質，但另外也有幾個可以立即落實的簡單步驟，幫你降低九成以上每日的化學物質負荷。

利用下列做法，從第一關卡開始，著手進行簡易清潔，最後是深層清潔。先改變看起來較容易的部分，再提醒自己每個月例行檢查打掃清單，直到完成所有步驟為止。意思是不需要嚇唬自己，但也不要什麼都不做，你的新陳代謝實在太重要，不值得你冒險！現在就先從第一關卡開始吧。

第一關卡

・居家環境，鞋子止步。在前門擺放鞋架，準備各種尺寸的

拖鞋，張貼公告，提醒客人進門前先換鞋。

- 別讓任何人在家裡或周遭環境抽菸。
- 把室內芳香劑換成精油水氧機。使用混合純精油，亦可單獨使用肉桂、野橘、丁香或檀香等精油。
- 購買無香型洗衣精和衣物柔軟精。
- 要是天氣和環境許可，打開窗戶，盡量讓室內外空氣流通。就算外面空氣污染，還是比多數室內居家空氣乾淨。
- 只飲用純水，逆滲透濾水器是居家環境最實際的工具。

◆ 簡易清潔

- 空氣濾網換成摺景式箱型濾網，要買最小效率測驗值（MERV）至少為 7 的濾網。標註於月曆，提醒自己每八週更換一次空氣濾網。
- 從乾洗店取回衣物後，找一個室外空間晾衣服。養成習慣，讓衣物在室外至少晾三天，讓化學物質揮發，再收進衣櫃。
- 睡覺時，臥室裡選用具有 HEPA（高效率微粒子過濾網）的空氣過濾器。要記得比對臥房尺寸，看看過濾器可涵蓋多少立方公尺，有的房間比較大，需要用到好幾組過濾網。長乘寬乘高，得出臥房的立方英尺後選用過濾器，並依據製造商指定的時間，規畫更換過濾網。HEPA 過濾器也有白雜訊，能夠改善睡眠品質。
- 廚房的塑膠保鮮盒全換成玻璃、鋼鐵、矽樹脂質材製品。

- 要用就用鋁箔紙，不要用塑膠膜。把不沾鍋或鋁製鍋具換成鑄鐵、不鏽鋼或陶瓷鈦材質鍋具。就我所知，最優質的烹飪鍋具是以油脂開鍋過的鑄鐵鍋，這種鍋子使用期很長，保溫能力足夠，散熱均勻，而且高貴不貴。

◆ **深層清潔**

- 將所有廚房和洗衣清潔化學物質換成不含香料的產品。
- 在蓮蓬頭裝鑲嵌式濾水器，過濾水裡的氯。
- 如果要淨化洗澡水、濾掉氯，可在浴缸旁放置一只裝有三杯膨潤土和半杯維他命 C 粉末的 1 公升水壺，以及一湯匙大小的量匙。均勻搖晃，撈出兩湯匙倒入洗澡水，沐浴前靜置十分鐘即可。
- 閱讀你使用的化妝品、保養品、護髮品的標籤，筆記下來含有羥基苯甲酸酯、聚乙二醇、三氯沙的產品，立即換成安全的品牌，或用完後換成別的產品。
- 檢查浴室和廚房是否有水損害的跡象，若有的話，請找環境工程師來評估居家的黴菌情況。
- 每年至少安排一次通風管清理、兩次地毯清潔。

37 歲的布萊德特別來找我篩檢他是否水銀中毒。布萊德讀到一篇報導，某位名人食用水銀過量的鮪魚，演藝生涯險些毀於一旦。原來這位名人好幾年來幾乎週週都會去壽司餐館報到數次，大啖鮪魚，體內累積的水銀導致她肌肉抽搐和顫抖，無法克制。

布萊德聽說這則報導後大驚失色，因為他也有類似症狀，而且過去十幾年間，他幾乎天天吃鮪魚。布萊德心想，如果這位名人身體出問題，那他的狀況肯定更糟。布萊德的家庭醫師已經替他做過水銀中毒測試，結論是沒有中毒，然而布萊德卻很篤定自己水銀中毒，於是前來找我，徵求不同意見。

我向布萊德解釋，家庭醫師幫他做的測試只適合檢測過去幾天的水銀量，卻無法查出經年累月的水銀含量。於是我們多做了幾項過敏測試，發現他的水銀含量確實是高危險劑量。接下來幾個月，我協助布萊德將水銀含量降至安全標準。後來某次回診時，他問我水銀是否讓他變胖，有此一問是因為他過去幾週在沒有改變飲食或運動習慣的情況下，甩掉了 5.4 公斤。我向他解釋，任何可能讓肝臟超載的東西都可能牽累新陳代謝，所以解毒幫他甩掉的，可不只有水銀。

第三步：準備萬全的廚房

如果你想要輕鬆簡單的方法，重整飲食就是了，這套食療很簡單，只需要用搖搖杯製作果昔，咀嚼小胡蘿蔔當零嘴，烹煮

幾樣超市買得到的食材，就是一頓晚餐了。第五章會特別講解食物，你會學到每天要怎麼只用十五分鐘，就準備出天然健康的食品，而且還不需要任何全新器材。

請做好心理準備，頭幾天你會餓肚子，所以準備好無限吃零嘴，想要打贏這場飢餓戰爭靠的不是意志力，而是完善規劃。查看無限吃零嘴食譜（第 220 頁），挑選幾樣，隨時備用。一定要丟掉你在重整階段不能吃的零食，你很可能一廂情願，打定自己絕不會碰這些零食，甚至可能覺得要是家裡沒有垃圾食物，很對不起另一半和孩子，千萬不能這麼想，請將零食捐給救濟食品發放中心，或者請另一半帶到公司。

以下是幾樣必須從廚房驅逐出境的最優先「食品」：

- 添加糖分的早餐麥片
- 糖果
- 加鹽堅果
- 蛋糕
- 甜點
- 果汁和蘇打汽水
- 所有乾燥型態的碳水化合物，例如：餅乾、洋芋片、爆米花、甜餅乾

準備工具

如果你喜歡在廚房做實驗，以下是幾樣我個人愛用的廚房用具，幫你喚醒內心沉睡的廚師。

◆ 高性能果汁機

你可以選擇五花八門的綠色蔬菜、種籽、其他食材，全部加

入果昔，幾乎任何一台果汁機都能攪碎食物，但果汁機的威力越是強大，打出來的果昔就越細緻。高性能的果汁機具有為食材量身定做的料理預設模式，還有預防噪音的蓋子。現在很多小型果汁機甚至馬力超強，可以攪拌蔬菜，NutriBullet 就是其中一例。

我們廚房有一台超過二十年、值得信賴的 Vitamix 果汁機，我當時很掙扎，究竟該不該花幾百美元買一台全新的果汁機，不過我們肯定已經榨乾它最後一絲力氣，果汁機這陣子都無法運作，於是我們換了一台新的 Blendtec，家人都很滿意它耳目一新的防噪音效果，全新的 Blendtec 送達後幾天，我開始修理那台老舊 Vitamix，後來果汁機又回到全新狀態。我要說的重點是：不要狠不下心投資一台新果汁機，新果汁機打出的果昔質地更優，而且壽命很長。

◆ 電子鍋

帶殼全穀穀物是抗性澱粉、纖維、優質碳水化合物、維他命 B 群、礦物質的優良來源。你可以用平底深鍋在瓦斯爐上簡單蒸煮穀類，可是用電子鍋更是毫不費力，手再拙的人都能使用。只要在鍋內放一份穀物、兩份水，合上鍋蓋，按下「烹煮」按鍵，即使不站在旁邊痴等，電子鍋照樣能煮出完美穀物，還可保溫到吃飯時間。它們是怎麼辦到的？全是小精靈施的魔法啊。

請找有鋼鐵內鍋的電子鍋，不要買鋁製鍋或不沾鍋。這種內鍋也很適合煮燕麥碎粒，但要記得讓鍋蓋微開，這樣水分才不會煮過頭。

◆ 壓力鍋

若你要迅速烹煮，同時保留下最佳風味和營養，壓力鍋就是你的首選。壓力鍋很適合烹煮乾燥豆子和不易煮熟的蔬菜，例如朝鮮薊、甜菜、馬鈴薯。聽起來很像隨時可能爆炸的老式壓力鍋讓你心驚膽跳嗎？現在市面上有全自動壓力鍋，例如 Instant Pot 就能為您拿捏時間、調整壓力。

有次我發現距離晚餐時間剩不到半小時，我們卻什麼都還沒煮，也沒有解凍，於是我將冷凍雞肉、冷凍蔬菜、乾燥白豆、天然高湯丟進壓力鍋，最後我們準時開飯，享受一頓零加工的美味白豆湯晚餐。

◆ 刨刀

重整食譜需要用到大量烹飪香料和香草，根據記載，這些食材的化學成分以及味蕾互動，能夠改善肝功能。問題是很多香料和香草最好是選用新鮮的，但保存期限卻很短。所以我建議你買一把刨刀，把新鮮香料存放在冷凍庫。需要使用新鮮生薑或薑黃時，從冷凍庫裡取出，需要多少就刨多少，再把沒用到的放回冷凍庫保存。

走囉，血拼去！

想要輕鬆進行重整食療的祕訣只有一個，那就是計畫。謝天謝地，現在就連購物都幫你準備好了，如果你打算按照菜單吃，我們還有事前列好的購物清單。因為農產品無法保鮮太久，所以食材需要每週採購一次。請參考第八章，看看每週的購物清單。

另外，最好事先準備好高蛋白粉和抗性澱粉，由於這兩種食材不易腐壞，也是重整食療計畫的靈魂食材，可以先一次買齊，單人需要的完整分量是五十六份，若是伴侶則是一百一十二份。以下是你應該採買的食材。

◆ 果昔食材

　　重整食療計畫提供具備理想蛋白質的低燃料飲食，萃取自豌豆的植物高蛋白粉是攝取理想蛋白質的最佳選擇。優質的豌豆蛋白粉的滋味很棒，豌豆蛋白能讓你避免最常見的反應性食物，也能讓你的身體保持在鹼性狀態。

　　要避免添加精製糖、含過敏原、人工香料的高蛋白粉。若有乳製品不耐症，你還有其他選擇，像是無糖零脂肪的希臘或冰島優格。蛋清、大豆或蛋的蛋白質有個缺點，那就是這些食材較屬於合成代謝的產品，意思是它們也許能幫助你變壯，卻不能幫你瘦身。

　　第二個最重要的果昔材料就是抗性澱粉。它能協助肝臟分解三酸甘油酯、加快脂肪組織轉化為能量。每杯果昔應該至少含有一份 10 公克的抗性澱粉，最佳做法就是使用含有抗性澱粉的高蛋白粉，例如原始重整果昔（請見第 130 頁）。第二選擇是無添加糖的抗性澱粉健康補給品，或是在家利用 RS2 豌豆澱粉、綠蕉粉、未改性太白粉混合製成。

第四步：追蹤進度

你是否做了第 25 頁的新陳代謝隨堂測驗？如果沒有，請回頭做測驗。記下你的分數，因為重整食療過程中你需要重新檢查，可能會很詫異發現自己進步神速。

丟掉體重計

量體重這件事真的有必要嗎？多年來，不少人都把體重計上的數字當作個人意義和自我價值的氣壓計，我自己也是。量體重不只會對一個人的心理健康造成反效果，你也會發現體重根本不是測量個人健康最好的方法。

◆ 減重？還是縮腰圍？

所以不妨把體重計換成布尺。你該忘掉體重了，畢竟體重並未把身體組成（體脂肪）納入考量，體重和 BMI 等以體重為基準的指標，現在已不適合用來決定身材尺寸。事實上，近期一份大型研究檢視所有不同測量法的發表研究，包括 BMI，發現腰圍身高比（HtWR）是較精準的疾病風險和壽命預測值，也較容易測量與追蹤。

HtWR 是身高除以腰圍的數字，理想應該落在 0.4 和 0.5 之間。其實很簡單，你的腰圍數字應該至少要是身高的一半，這方面性別差異不大，要是數值超過 0.5，顯示慢性病和早死的風險較大。

你的腰圍周長應該要是多少？如果你知道自己的身高，可以參考下列圖表，圖表顯示健康的 HtWR 分數的上限、下限和中間

值。要是你的腰圍超過上限、處於中間值最低位置，你的風險就比較高。如果腰圍超過上限，可以把這個數字當作努力的首要目標。如果你稍微低於上限，可以朝中間值的目標努力。

　　若你仍在觀察體重計，下列幾個數據可以幫助你理解。以大多成人來說，腰圍 1.3 公分約等於體重 1.35 至 1.8 公斤，四週重整食療過程中，腰圍縮小幾公分的案例很常見，但腰圍縮小之所以特別，是因為一般飲食首週明顯降低的是體重，腰圍尺寸通常較不會受影響。現在大家都知道其實一開始明顯的「體重降低」只是將水分排出體外，之後體重又會再回來。四週重整食療會明顯縮小腰圍，即使你減掉了 7.6 至 10 公分，四週結束後，會發現自己一路保持到回復正常飲食。

◆ 如何測量腰圍

　　以下是幾個精確測量腰圍的小訣竅。首先，拿一條布尺或紙尺，每天按計畫測量，早上第一件事就是量腰圍，請選在如廁後、用餐或喝東西前測量。測量會出現正常起伏，但經常測量能讓你看出變化。要是哪天數字比前一天高或低，也不需太緊張或興奮。

　　測量時請呼氣，完全放鬆腹部肌肉，也許完全鬆懈腹部的感覺很恐怖，但要記得，我們想看見的是進展，你越是不喜歡「減重前」的數字，「減重後」的數字就越讓人有成就感，這樣瞭解了嗎？接著請繞著肚臍一圈測量你的腰圍線，布尺要與地面平行，然後把數字記錄在重整日記裡。

身高（公分）	健康的腰圍限制（吋）		
	下限	中間值	上限
147.3	23.2	26.1	29
149.8	23.6	26.5	29.5
152.4	24	27	30
154.9	24.4	27.5	30.5
157.5	24.8	27.9	31
160	25.2	28.4	31.5
162.6	25.6	28.8	32
165.1	26	29.3	32.5
167.6	26.4	29.7	33
170.2	26.8	30.2	33.5
172.7	27.2	30.6	34
175.3	27.7	31.1	34.5
177.8	28	31.5	35
180.3	28.4	32	35.5
182.9	28.8	32.4	36
185.4	29.2	32.9	36.5
188	29.6	33.3	37
190.5	30	33.8	37.5
193.1	30.4	34.2	38
195.6	30.8	34.7	38.5
198.1	31.2	35.1	39

其他測量法

　　新陳代謝測驗分數和腰圍都是需要觀察的重點數字，時常檢查這兩個數字就夠了，但以下也提供其他幾個值得考慮的指標。

◆ 體脂肪比例

得知脂肪組織最精準的方法，真的就是測量了。體脂肪測量法能精確預測累積的脂肪肝、心臟病風險、動脈硬化。

體脂肪計算法有好幾種，每一種的優缺點各不相同。所有方法中，我鼓勵讀者在家裡準備一台生物電阻測量器，每週追蹤一次。一組好用的生物電阻測量器售價介於大約台幣 900 至 1700 元，操作簡單。這種儀器能測量體內的無害電流，藉此預測出體脂肪。多數儀器都是手控操作，測量兩手間流動的電流。第二種常見類型是結合體重計的生物電阻測量器，可測出兩腳間流動的電流，背後的基本概念是脂肪比瘦肉組織更易阻塞電流，要是按照操作說明使用，居家測量儀器的準確度約落在 3％至 5％，已經算精準，即便稍微失準，仍能精確追蹤每日變化。你也能在市面上找到內建體脂肪檢測器的體重計，售價和一般體重計不相上下。如果你已經有一台不錯的體重計，也可以買得到手控操作儀器。歐姆龍（Omron）、塔尼達（Tanita）或諾基亞（Nokia）等大廠出產的體脂計效果都很好。

其他體脂肪測量儀器包括測徑器、浸泡分析儀、X 光機。如果你是固定和擅長使用測徑器的健身教練，測徑器是合理選擇。其他裝置或許好用，但以每週成本來計算卻不怎麼划算。以上提到的方法都能測出一致讀數，不過最好從頭到尾只採用一種方法，否則時常變換裝置，可能會得出不一樣的讀數。

至於測量數據，女性體脂超過 30％、男性超過 25％，就有肥胖病併發症的風險。有些人對脂肪可能較其他人敏感，要是稍

微低於這個目標值，可是膽固醇含量、血糖或血壓指數卻不正常，你的身體就可能較不耐脂肪，現代疾病發生率最低的人口，往往都體態纖細，女性體脂平均介於 20 至 25％，男性則是 13 至 20％。

◆ 飯前血糖

最重要的一種年度血檢，可以台幣 100 元不到的費用自行在家檢測。大多藥房都有販賣血糖機，售價約為 400 至 1000 元，血糖試片的售價則大約 30 元。

肝臟無法有效管理燃料時，通常較多燃料會滯留在血液裡，於是藉由觀察飯前的流動血糖，便可測出多餘燃料。夜間睡眠時不進食，因此肝臟幾乎只需負責保持血液裡血糖充足，然而要是肝臟阻塞，肝臟就會製造過多血糖，試圖擺脫多餘燃料。

若你的肝臟健康，早晨的飯前血糖值應該落在 70 至 85 之間。要是超過 99，就有糖尿病的風險。你可能會有興趣觀察四週食療過程之中數字出現的劇烈改變，我們在診間見過許多病人的讀數從原本的 200 以上，也就是糖尿病的範圍，降至屬於低數值的 90 左右。

◆ 靜止心率

靜止心率就是心臟每分鐘跳動的頻率，可以觀測心血管系統的運作效率。肝臟每一秒都在過濾全身的血液供應，血液越是阻塞，心臟和血管的運作就越費力，這就是為何脂肪肝會提高高血

壓和心臟病風險的一個理由。

　　一份 2013 年研究顯示，最好的靜止心率是每分鐘 50 下以下，若是超過 50 下，每一分鐘多出 10 下，就會增加 16％年死亡率。靜止心率超過 90 下，死亡風險更是幾乎高達兩倍。

　　若要測量靜止心率（RHR），請在早晨進食或喝咖啡因飲料前測量心跳率。用食指和中指感受頸部或右手腕的心跳率，完整計算一分鐘。許多人在重整食療過程發現他們的 RHR 每分鐘降低 8 至 14 下。

◆ 小便酮

　　酮測試並非必要之舉，但要是你有嚴重飢餓或嘴饞的問題，這或許有幫助。重整食療的目標不是深究治療酮病，但要是你降低的燃料足夠，酮就可能稍微提高，往往有助於抑制飢餓感。小便酮試片的規格並非一致，要有心理準備可能出現輕微至中度酮病結果，若你的酮病不輕微，請再次檢查你攝取的燃料，因為你攝取的燃料可能已經超過對身體最好的分量。多數人發現過了頭幾天，飢餓和嘴饞的感受下降，思路也變得更清晰，更通體舒暢。但由於體力可能降低，所以我建議有必要減少運動量，只做微健身操。

第五步：網羅應援團

　　向親朋好友提及你的重整飲食計畫，分享你在日記裡寫下的理由。

家人、另一半、伴侶、孩子、室友

展開飲食計畫前，與身旁每個與你共同用餐的人提這件事，可選在全員在場或單獨時說明，讓他們知道你希望他們能幫你選食譜，不過他們不用減少伙食分量。在未來四週，你可以提出以下幾個溫和的請求：

一、家裡或身邊不要有飲食計畫外的零食和垃圾食物。

二、任何選擇的餐廳必須要有少油健康的食物選項。

三、早班工作前，你必須好好睡滿八小時，其他人想熬夜到多晚都無妨，只要能保持安靜都沒問題。

同事

可以預先挑好日子，邀請其他人展開飲食計畫。你可以用這種方法邀請：「嘿，我下個月初要展開重整飲食，有誰想一起試試？」多半辦公室文化都很喜歡揪團活動，甚至可以規畫成某種團隊競賽。你們可以較量哪個團隊能夠全員完成，而不是比較成果。基因和性別不同，每個人落實的程度也不同，有些人減下腰圍的速度可能比其他人快。

要是同事帶零食，或者你們會一起用餐，可以告訴他們哪天開始的未來四週，你會自己帶代餐果昔上班，除了健康農產品外，你也會避免零食。他們可以隨心所欲，想吃什麼就吃什麼，但你得說明你的飲食計畫，他們仍可能分東西給你吃，不過要是你事前已先知會他們，就比較容易婉拒他們好意分享的美食。

監督同伴

　　找一個也想展開重整飲食的朋友，每天見一面，一起散步，分享彼此的經驗和進度，談談自己遭遇的瓶頸，分享個人有用的解決方法。要是你身邊沒人有興趣，可以試試加入社群網站。

　　其實已經有一個可以馬上加入的團體，metabolismresetdiet-book.com 上的朋友都會力挺你。你可以上網張貼問題、尋找新食譜、讀讀別人的勵志故事，找到讓你能夠全力以赴、支持到底的力量。再不然也可以找我，打聲招呼，我滿常上線的。

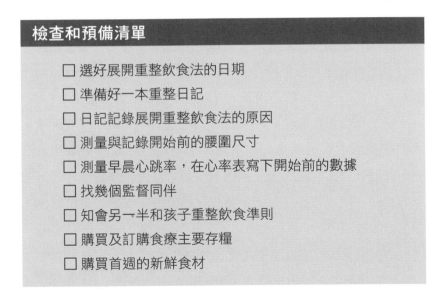

檢查和預備清單

☐ 選好展開重整飲食法的日期
☐ 準備好一本重整日記
☐ 日記記錄展開重整飲食法的原因
☐ 測量與記錄開始前的腰圍尺寸
☐ 測量早晨心跳率，在心率表寫下開始前的數據
☐ 找幾個監督同伴
☐ 知會另一半和孩子重整飲食準則
☐ 購買及訂購食療主要存糧
☐ 購買首週的新鮮食材

　　看來你已經準備好開啟人生的全新篇章，下一章你將會學到要吃哪些食物、攝取多少分量，才能達到目標。我們開始吧！

Chapter 5

新陳代謝重整飲食
要吃什麼

記得，食物是療癒肝臟的良藥，讓你的新陳代謝重新開機。你將從本章認識到應該要吃的各種食物。

由於人類是雜食性動物，身體能靠五花八門的食物運作。你沒有必要一定得採用原始人飲食或吃全素，才能擁有健康肝臟，要是你正在採用這些飲食法，換成這套重整食療，效果也很好。你也不用大費周章張羅稀奇的外國食材，或者花大錢採買原料。所有食譜使用的食材都很簡單，任何超級市場都買得到。

新陳代謝重整飲食的用意就是保持食譜的簡單。研究顯示，人們在生活中做出簡單的大改變，成功機率會高於繁瑣的小改變。成功參與者在開始重整飲食前，通常都會先閱讀本章和第七章的食譜。所以正式開跑前，要先好好瞭解如何進行重整飲食，設定一個展開日期。

這項飲食法的每日菜單共有三大要素：

・兩杯果昔：一份早餐，一份午餐

・一頓晚餐正餐

・有需要的時候，就食用無限吃零嘴

飲食改變之中，大家通常注意到的就是午餐被換成果昔，很多人早餐本來就會喝果昔等熱量較低的食物，而晚餐也和典型晚餐沒太大差異。第一週大概就能慢慢適應這種新飲食。前幾天先給自己適應的時間，即使一開始不適應也不用擔心。你很快就會開心地發現腦袋變得更清晰，很多人在開始時還留意到另一項好處，那就是不需要像平常一樣花時間準備三餐。

　　現在就讓我們看看要怎麼製作果昔吧！

早餐果昔

　　醒來一小時內攪打並喝下第一杯果昔。所有材料都攪打好後，風味和質地可維持數個鐘頭。

　　早晨也可以同時打第二份果昔，這樣午餐就解決了。要是你事先準備好午餐果昔，上午過了幾個鐘頭後，果昔可能會沉澱，這時只需要快速攪拌一兩下即可。不過話說回來，要是果昔前一晚就準備好，成效通常不太優。

　　如果你很容易肚子餓，可以放慢喝果昔的速度。試著用吸管喝，這樣就能拉長飲用時間，讓身體可以慢慢關閉飢餓感受。請選用玻璃或不鏽鋼材質吸管，選擇比一般吸管粗大的口徑，因為濃稠果昔比其他飲料容易卡住。

果汁機

　　製作果昔需要一台果汁機，任何一種果汁機都適合書中食譜，要是使用高效能果汁機，例如：Blendtec、Vitamix、

NutriBullet 和 Ninja 的果汁機，某些食材打出來的質地最佳。

如何製作重整代謝果昔

　　口味擺第一位，方便也很重要，不過所有食材的保存期限都不短，準備程序也不繁複。容我再三強調：果昔味道必須合你的胃口，個人喜歡的口味很值得你花時間探索。

　　首先，請翻閱第七章的食譜，找出五種吸引你目光的果昔，也許你可以先嘗試可可凍飲（第 134 頁）、經典綠色果昔（第 135 頁）、或胡蘿蔔香料果昔（第 138 頁）。由於部分食材重複出現於幾種不同果昔食譜，所以你可以購買這類材料，再購買其他果昔需要用到的材料。找到前面幾樣合你胃口的食譜後，你可以用下列的「果昔組合指南」，混搭出不同滋味。

果昔組合指南

　　開始前，有幾種果昔成分值得深入討論，包括蛋白質、抗性澱粉、種籽、天然香料，外加幾種非必備的超級食物。

◆ 蛋白質

　　若想要讓重整食療達到最佳成效，請務必選擇不含人工成分、常見過敏原、精製糖的蛋白質來源，每份至少要有 20 公克蛋白質，最好使用 pH 值中和的成分。

　　新陳代謝重整臨床試驗中，我們製作特別代餐餐點時，用的是高級豌豆分離蛋白。

乳清或酪蛋白等乳製品來源的蛋白質最好避免，因為這些成分含碘，很可能拖垮甲狀腺功能。牛肉蛋白質來源或許適合一般時候使用，但這種蛋白質會對腎臟造成酸負荷、破壞解毒功能，所以重整食療過程最好避免。由於米蛋白缺少許多理想肝功能所需的必需胺基酸，所以最好也不吃。

　　如果你選擇自製果昔，蛋白質首選如下：

・豌豆蛋白粉（1份）

　　第二優質蛋白質選擇是：

・綜合植物蛋白粉（1份）

　　其他蛋白質選擇：

・水解牛肉蛋白粉（1份）

・殺菌蛋白液（1杯）；請不要使用生蛋清，因為生蛋清未經
　滅菌，可能具有沙門氏菌，生蛋清也可能消滅生物素

・大豆蛋白粉（1份）

◆ 抗性澱粉（RS）

　　多項研究顯示，想在短期內享受到 RS 的優點，每日需要攝取 15000 至 25000 毫克的 RS。我們在新陳代謝重整飲食臨床試驗中使用的是原始重整果昔，每份果昔含有 12000 毫克的 RS，一天兩份，所以總共是 24000 毫克的 RS。

　　若你想自己做果昔，也可以使用市售的 RS，像是 RS Complete 等品牌。市售的 RS 無味，可以供應新陳代謝重整飲食所需的完整 RS 分量。請參照成分，因為有的人應該避免某些食品

製造過程可能接觸到的食物來源。

很多食物也是豐富的 RS 來源，要是長期食用，所有富含 RS
的食物也很適合入菜，我也極力推薦。而就新陳代謝重整飲食法
來說，這些食物雖然也可以用來製作果昔，但一旦加入臨床試驗
所使用的分量，儘管達到 15000 至 20000 毫克的標準，卻很難不
超過果昔的建議燃料。另外，也請考慮具有 RS 的食物可能對果昔
的味道和質地造成的效果。

含有 RS 的食物：

· 綠蕉粉（¼ 杯）。每份 RS 含量：3000 至 6000 毫克
· 冷凍有機成熟連皮香蕉（半條）。每份 RS 含量：2000 至
  4000 毫克
· 白色豆類（¼ 杯），可選用白豆、大白豆、白腰豆。每份
  RS 含量：1500 至 2000 毫克
· 鷹嘴豆蛋白（半杯）。每份 RS 含量：1200 至 1800 毫克

◆ 冷凍香蕉

有幾份食譜都要使用冷凍香蕉，因為香蕉能增添風味、供應
RS，就連香蕉皮也可以用！香蕉皮所含的 RS、鉀、鎂、維他命 B_6
更勝香蕉本身。

如果你打算用香蕉皮，有機香蕉是必備品，成熟香蕉皮效果
尤佳。如果你不打算用香蕉皮，可以用未熟香蕉。具有綠皮的香
蕉含有更豐富的 RS，消化速度較慢。

把剝皮香蕉切成四等分，裝在玻璃容器裡冷凍。使用有皮

香蕉時，削去頭尾根部，切成四塊，再裝進玻璃容器冷凍。請注意：如果你用高效能果汁機，香蕉皮較能打成細緻果昔。如果你還沒試過，值得試個一、兩次看看，把香蕉皮打成果昔，香蕉皮對味道不會造成明顯影響，卻能帶來更濃郁口感。

| RS 小祕訣 |

因為本身不具味道，富含 RS 的食物和種籽都是容易添加的食品。如果你已有一陣子攝取的纖維不足，例如你正在進行原始人飲食法，那麼一開始最好只用指定的四分之一至一半的 RS 分量，雖然你還有可以消化食物的菌群，但一開始數量不夠多，進行少量 RS 食物幾週後就能無限制攝取 RS。

◆ **種籽**

使用半湯匙至一湯匙下列種籽：葵花籽、亞麻籽、奇亞籽及芝麻籽。

天然香料可無限使用：甜菊、羅漢果萃取物、木糖醇、肉桂、薑、天然萃取物（香草、杏仁等）、食品級精油（檸檬、野橘、薄荷）。

◆ **甜味劑**

多半果昔都要添加甜味劑才比較美味。我個人推薦甜菊、羅漢果或木糖醇，這三種甜味劑安全無虞，不會讓人有明顯嘴饞或提高血糖的情況。請注意，要是木糖醇的劑量高，亦可當成瀉藥

使用。有的人可能比其他人敏感，即使是小劑量也會腹瀉，但多數人通常一次加入幾茶匙都沒事。

甜菊和羅漢果的差別只在於個人口味偏好，如果你還沒有嘗試過，這兩種都可以試吃，看你偏好哪一種。不同品牌的甜味劑味道也可能天壤之別，如果你不喜歡第一個嘗試的品牌，可以多試幾家，然後記下你最滿意的牌子。

出於產品不同及個人喜好之故，果昔食譜通常並未標明使用的甜味劑分量，每個人喜歡的甜菊用量，也可能南轅北轍，有些人喜歡幾滴就好，有的人則要加入好幾次滿滿的滴管。羅漢果也很類似，無論是哪一種，最好都是先從幾滴開始，再慢慢增加。木糖醇的甜味濃度很類似食用糖，大多人覺得製作果昔時，幾茶匙或幾湯匙剛剛好。

許多其他天然甜味劑都有燃料過剩的問題，所以製作重整果昔時最好避免使用，包括椰子糖、有機純蔗糖、粗糖、龍舌蘭糖漿、蜂蜜、糖蜜、棗糖、糙米糖漿。

◆ 鷹嘴豆蛋白

和風味一樣，果昔最讓人享受的滋味大多來自質地，這也是為何多半果昔食譜會加牛奶或代乳品。牛奶和代乳品的缺點是燃料高，蛋白質低，所以我使用鷹嘴豆蛋白當增稠劑，同時也是食譜額外的 RS 來源。

鷹嘴豆蛋白的意思是「鷹嘴豆水」，名符其實就是煮鷹嘴豆的水。鷹嘴豆蛋白本身沒有味道，卻是為果昔帶來絕佳質地的好

幫手。我不是第一個歌頌它的人，鷹嘴豆蛋白是許多食譜的優質食材，如果你選擇不用鷹嘴豆蛋白，果昔也一樣好喝，不過要記得從其他來源補充足夠的 RS。

　　取得鷹嘴豆蛋白的主要兩個方式，一種是倒出豆罐頭裡的水，再不然就是自製。要確定罐頭本身不含雙酚 A，除了豆子和水之外不能添加其他原料。若是有加鹽或稍微加鹽的豆子也可以，但沒加鹽的當然最好。瀝乾鷹嘴豆或白色豆類，然後將罐頭的水加入果昔，把豆子放進冰箱，然後在 48 小時內用掉。

　　若要煮豆子，可以把 450 公克的乾燥鷹嘴豆（約兩杯）放進細網濾器，挑選豆子，丟棄不成熟的豆子。清水洗滌兩分鐘後，把鷹嘴豆倒入一只大碗，加入 5 杯水，覆蓋過豆子，最後蓋上蓋子，浸泡 12 個小時或過夜。之後把鷹嘴豆和豆水倒進一只平底深鍋，若有必要可以加水，水位必須高過鷹嘴豆 2.5 公分，水煮沸後關小火，燜煮到鷹嘴豆變軟，這過程大概需要 40 分鐘至 1 小時。若水位低於豆子表面，可能還要再加水。接著倒出鷹嘴豆的水，最後的豆水應該要和鷹嘴豆罐頭倒出的鷹嘴豆蛋白一樣濃稠，要是看起來太稀，再留在平底深鍋裡多燜煮一陣子，直到煮出所欲濃稠度。鷹嘴豆蛋白水可以裝進有蓋容器，冷藏五日。

　　若你不想使用鷹嘴豆蛋白，又希望增添濃稠質地，可用冷凍香蕉代替。另一個選擇是無糖亞麻仁植物奶，這是唯一一種具備必需脂肪、低燃料的代乳品，但要是已經使用鷹嘴豆蛋白，就別再用無糖亞麻仁植物奶。還有切勿使用牛奶、杏仁奶、椰奶、米漿或其他代乳品。

◆ 超級食物備選團

- 綠色蔬菜（1杯），例如菠菜、芥藍、唐萵苣
- 奶薊籽（1湯匙）
- 螺旋藻（1茶匙）
- 中鏈三酸甘油酯（1茶匙）
- 瑪卡（1茶匙）
- 烘烤有機角豆粉（1茶匙）
- 牧豆粉（1茶匙）
- 冬蟲夏草粉（1茶匙）

◆ 果昔水果備選團

僅用於果昔，每份早餐或午餐不得超過半份水果，半份以下亦可。

·藍莓	·草莓	·柳橙
·香蕉	·桃子	·石榴
·蘋果	·梅子	·覆盆子
·黑櫻桃	·黑莓	·木瓜
·葡萄乾（有機）	·奇異果	

　　或許你是一眼就挑對食材、能創造出美味果昔的廚師，若你不是，可以從第七章的幾份果昔食譜著手，等到習慣了自製果昔，便可從蛋白質、抗性澱粉、種籽的清單裡各挑出一種原料，再加入任何備選香料和超級食物，製作出屬於你的果昔。

無論用什麼食材製作果昔，你可能都會很開心發現自己漸漸愛上這種滋味。你越是找機會繞道不碰恐怖人工香料的加工食品，味蕾就越能大幅改變，比以前更懂得享受天然食物本身的濃郁層次風味。加工食品吃得少，你的食欲就會增進，在真的飢腸轆轆的時候品嚐到某種味道，久而久之就會漸漸愛上那種味道。

上午零食

　　若有需要，零食近在咫尺，但零食並非必要。你可能會發現頭幾天非吃零食不可，但漸漸地可以連碰都不碰。

　　要是肚子真的餓了，「無限吃零食」不會只有西洋芹棒，還有很多好選擇，像是辣味烤胡蘿蔔（第 223 頁）、新鮮春季冷湯（第 226 頁），或是鹹香茄子船（第 230 頁），在第八章的「無限吃零食食譜」裡都能找到。

　　除了這些食譜外，你也可以利用下列生熟食材和無限吃調味料，打造出屬於自己的零食。

無限吃蔬菜		
・苜蓿芽	・芝麻葉	・蘑菇
・竹筍	・朝鮮薊心	・洋蔥
・蘆筍	・朝鮮薊（整顆）	・秋葵
・豆芽菜	・高麗菜	・檸檬汁
・青花菜	・球芽甘藍	・萊姆汁
・奶油萵苣	・青江菜和小白菜	・豌豆莢

- 胡蘿蔔
- 西洋芹
- 菊苣菜
- 長頸瓠瓜
- 茄子
- 苦苣
- 小茴香
- 四季豆
- 紫菊苣
- 紅椒
- 荷蘭豆
- 夏南瓜
- 黏果酸漿
- 水田芥

- 花椰菜
- 西洋芹頭
- 羽衣甘藍葉
- 小黃瓜
- 日本蘿蔔
- 萵苣菜
- 大蒜
- 散葉萵苣
- 蘿蔔
- 蘿蔓萵苣
- 金線瓜
- 牛皮菜
- 蕪菁葉
- 櫛瓜

- 南瓜
- 韭蔥
- 青椒
- 豆薯
- 芥藍
- 青蔥／大蔥
- 皺葉萵苣
- 球莖甘藍
- 紅捲鬚萵苣
- 蕪菁甘藍
- 菠菜
- 番茄
- 荸薺

其中幾種蔬果屬於不需要料理即可食用的簡單食物，例如小胡蘿蔔，但要是稍作規畫和料理，小零嘴也可以搖身一變，成為自製番茄醬，搭配蘑菇、金線瓜和櫛瓜麵，一樣是具飽足感、複雜精緻的餐點。

午餐

由於已經做好，所以午餐超簡單，當然你可以做新果昔，但是早上一口氣製作兩餐果昔真的很方便。

計畫在早餐果昔後的 4 至 6 小時喝掉午餐果昔。由於果昔可以事前準備，所以也沒有延後的必要，主要目標是每日攝取到三次足夠的蛋白質分量，供應肝臟解毒所需的胺基酸，如此一來身體就不會分解肌肉。

　　早餐一旦思考好，午餐就簡單了，因為同一種推薦果昔也可以。早晨可以做好午餐果昔，再裝進非塑膠材質的瓶子帶著走，或是你也可以在午餐時間製作新鮮果昔。

　　即使午餐只是一杯果昔，仍需要留意用餐時的感受，照樣需要花時間專注於用餐過程。工作忙碌時，不要只是囫圇灌下果昔，要把午餐當一回事，用心感受。找一個新地點，最好是戶外空間，把手機收起來，專心吃午餐，至少用 15 至 20 分鐘的時間慢慢喝，這是因為飢餓的感受大多源自心理，要是你不專心吃飯，滿足感就會大不相同。用餐要花時間與心思，好讓大腦接收到你剛吃完一頓餐點的訊息。

　　如果午餐偶爾洽公或要參加社交聚會，午餐和晚餐可以對調。晚餐喝一杯果昔，然後午餐按照重整飲食的正餐準則吃，每週兩次並不會破壞飲食計畫的效果。

午後零嘴

　　就像上午零食一樣，下午的零嘴可有可無，重整食療開始後的幾天或許就不太需要。由於你下午可能東奔西跑，所以預先計畫好當日要帶什麼在身邊，這樣一來，隨時都有零食可吃。

晚餐

你不只能吃晚餐,還能吃得豐盛。我很開心發現每日一頓正餐,重整飲食法效果一樣好,這一頓正餐更富飽足感、提升睡眠品質,讓參與者更容易堅持下去,獲得全套療程的好處。

就像其他餐點一樣,晚餐也可以精緻美味,或是運用餐點組合和一次煮起來的技巧,享受一頓快速晚餐。重整月曆將教你購物和備料烹調,讓晚餐成為每日最後一件最期待的事。

請參照第八章,裡面有琳瑯滿目的美食點子,例如牧羊人派(第 182 頁)、純素南瓜燉飯(第 186 頁)、秋季蔬食烤牛肉(第 188 頁)等食譜。等到你掌握到基本食譜的竅門,就能用下列這份晚餐組合指南,拼出自己最愛的餐點。

◆ **晚餐組合指南**

| 蛋白質 |

蛋白質的選擇多變化,即使是吃全素、奶蛋素、原始人飲食法,蛋白質都不虞匱乏。盡可能選擇多樣化的蛋白質,每天嘗試攝取各式各樣的蛋白質食物。以下每樣食材的蛋白質都是每份 110 至 170 公克:

- 雞肉
- 白鮭
- 火雞
- 茅屋乳酪(半杯)
- 豆腐
- 天貝
- 淡菜和牡蠣
- 蝦
- 水煮沙丁魚
- 豬里脊肉
- 鮭魚
- 草飼牛瘦肉

你也可以替換使用下列蛋白質，增添多樣性。請注意，光從以下食材攝取必要的 30 公克並不實際，這些只是補充搭配上列主要清單食物的選擇。

- 毛豆
- 螺旋藻
- 營養酵母（不含葉酸）
- ⅔ 杯優格（零脂肪、高蛋白）

抗性澱粉（RS）

每日晚餐加入一種富含 RS 的食物，以達當日攝取目標。除了 RS 外，你的飲食也會供應充足纖維質，保持腸道菌種的多樣性與健康。晚餐的 RS 來源包括米、葛粉、藜麥、無麩質義大利麵，還有以下：

高澱粉類蔬菜（1 杯）

- 水煮馬鈴薯
- 大蕉
- 地瓜／蕃薯
- 豌豆

煮過的豆類（¾ 杯）

- 小扁豆
- 大北豆
- 白色豆類
- 鷹嘴豆
- 黑豆
- 裂莢豌豆
- 白豆
- 蓮子
- 菜豆

煮過的帶殼全穀（¾ 杯）

- 蕎麥
- 脫殼燕麥
- 珍珠麥

富含營養的蔬菜

　　高營養、低燃料的蔬菜是晚餐的主要食材。下列所有蔬菜都很好，其中某些是文獻記載每日食用對肝臟有助益的蔬菜，包括：青花菜、花椰菜、高麗菜、胡蘿蔔、大蒜、防風草、香芹。

- 朝鮮薊
- 蘆筍
- 青花菜
- 高麗菜
- 花椰菜
- 蒲公英葉
- 苦苣
- 小茴香
- 青蔥（大蔥）
- 韭蔥
- 水田芥
- 牛皮菜
- 菠菜
- 四季豆
- 夏南瓜
- 番茄（不含雙酚 A 的罐頭）

- 芝麻葉
- 甜菜和甜菜葉
- 球花甘藍
- 胡蘿蔔
- 西洋芹
- 茄子
- 萵苣菜
- 四季豆
- 豆薯
- 蘿蔔
- 芥菜
- 辣椒
- 菊苣
- 荷蘭豆
- 蕪菁葉

- 甜椒（紅椒、青椒）
- 青江菜
- 球芽甘藍
- 青花菜芽
- 小黃瓜
- 羽衣甘藍葉
- 蘿蔓萵苣
- 紅蔥頭
- 芥藍
- 蘑菇
- 秋葵
- 南瓜
- 金線瓜
- 什錦綠色蔬菜
- 芽（各種芽類）

好脂肪

　　至於脂肪攝取，晚餐可食用 1 至 2 茶匙烹飪油或 1 至 2 湯匙的堅果和種籽，最健康的油品並不一定最耐熱，請遵循第八章的

烹飪準則，烹煮最後階段再加入油。

最理想的油：特級初榨橄欖油（EVOO）、芝麻油（或烤芝麻油）、核桃油、酪梨油。

最理想的堅果和種籽：杏仁、亞麻籽、夏威夷堅果、山核桃、開心果、葵花籽、核桃。

[香料和調味料]

綜合香草和調味料是讓餐點更加分的配角，但它們本身也可以是主角。以下挑選的香草和調味料是重整計畫成功的助手，可是算不上是最詳盡完整的清單。如果你用本書食譜，就會吃到各式各樣的香料和調味料，然後找到幾種自己喜歡的。如果你要用晚餐組合指南做菜，別忘了加入這幾樣香料和調味料。記得選購時不要一口氣買太多，然後放進冷凍庫冷藏。因為一旦打開包裝，即使只是經過幾週，香味在室溫下仍會氧化，品質受損。

每週的購物清單包括當週菜色所需的香草和佐料，千萬別衝出門，一口氣全買回來。

烹飪香草和香料：

・羅勒	・薑	・小荳蔻
・薑黃	・香菜	・孜然
・小茴香	・南薑	・大蒜
・黑胡椒	・香茅	・薄荷

- 肉豆蔻
- 迷迭香
- 蝦夷蔥

- 牛至
- 龍蒿
- 阿魏（原產於中東，外型與茴香相似的香料）

- 百里香
- 匈牙利紅甜椒粉

佐料備選團：

- 醋
- 味噌
- 泰式魚露
- 芥末（有機）
- 椰子氨基酸

- 辣醬（無糖）
- 不含碘的海鹽（每日最多半茶匙）
- 非基因改造溜醬油（有機）
- 營養酵母
- 雞高湯和蔬菜高湯

　　知道如何組合出果昔和晚餐後，你現在就可依據個人喜好和現有食材開始製作。為了讀者方便，我在第八章後面有補充整套療程的每日建議晚餐和果昔，若是需要協助，可以到 metabolismresetdietbook.com 找購物清單、食譜影片、買菜指南。

飲料

　　重整食療期間應該喝什麼？還是以純水為主。信不信由你，一旦按照計畫喝滿八杯水，你可能會覺得更渴，只剩百分之幾就達到水分需求時，你就不再有口渴的感覺。

　　若是想要來點變化，礦泉水也是一種選擇。沛綠雅（Perrier）、聖佩黎洛（San Pellegrino）或迪格斯汀（Gerolsteiner）等品牌的天然氣泡礦泉水都很好喝，也是鎂和鈣的豐富來源，能

為餐點增添多樣變化，又不會有負面影響，你也可以試著在大瓶裝水裡擠一些萊姆汁和一滴野橘精油。除了水之外，還有以下其他選擇：

◆ 無咖啡因的天然草本茶

很多人在早晨或從事勞心費神的工作時，喜歡搭配一杯暖呼呼飲品。如果你喜歡濃郁烘烤的香氣，可以試試南非國寶茶，國寶茶是一種天然無咖啡因的植物，具有促進健康的多酚，風味濃郁。其他風味類似的選擇包括烤菊苣、烤蒲公英根、馬錢子製成的茶飲。如果你懷念咖啡的滋味，可以試試 Raja's Cup 或 Teeccino 等品牌的咖啡系列產品。

只要是草本茶都可以無限飲用，檸檬香蜂草提神醒腦的效果極佳，薄荷則能舒緩脹氣或痙攣，洋甘菊適合晚上飲用，有助放鬆及睡眠。應該避免的飲品有：

◆ 含酒精飲品

重整療程中要避免所有酒精。重整飲食的目標是修復肝臟，讓肝臟重拾自脂肪細胞移用燃料的功能。酒精非常需要肝臟供應的肝醣，而許多體重過重的人本身已經缺乏肝醣。另外，酒精也會形成一種叫作乙醛的致癌副產品，對肝臟負擔更重。

◆ 含咖啡因飲品

重整過程中，應避免所有咖啡因飲品，包括咖啡、紅茶、綠

茶。可以飲用低咖啡因有機茶飲和有機咖啡，凡是經過二氧化碳超臨界處理的茶或是瑞士水處理法的咖啡亦可，其他低咖啡因處理程序就不那麼有效，每份約殘留 30 毫克的咖啡因，在成品裡留下溶劑殘渣。

咖啡因會迫使肝臟清空肝醣庫存，對重整療程是一大問題。很多避免吃糖的人仍會攝取咖啡因，殊不知咖啡因會暫時升高血糖，帶來許多負面效應。咖啡因還有一個問題，那就是咖啡因是啟動第一階段肝臟解毒路徑的最強成分，相較於第一階段，大多患有肥胖症的人需要的是第二階段的解毒路徑活動（請見第三章）。

重整療程結束後，喝幾份不添加奶精、奶油或甜味劑的有機咖啡和茶，對大多人並無大礙，甚至具有健康功效。

◆ 果汁

重整食療過程中，你可以用無限吃食材製作果昔。除此之外，請避免食療法以外的所有水果、果汁、奶昔，即使是健康食物都可能勞動你的肝臟。重整飲食法需要一段停工期才會有效，需要給身體休息與復原的時間。

◆ 蘇打汽水

重整療程應避免所有蘇打汽水，即使是無糖汽水都不能喝。一般汽水是最罪大惡極的食物，只會帶給人體無用的卡路里，無法讓人飽足。許多研究已經證實，汽水並無法解除飢餓，例如，

假設有個人早上喝了一杯 200 卡路里的汽水，這天仍會吃下平時所需的食物分量。即使成分天然，無糖汽水仍然可能增加食欲，典型的無糖汽水也含有許多人工成分和不健康的添加物。

肝臟恢復對你越重要，就越值得按照療程食譜和準則飲食。關於外食和旅遊等特殊情況的問題，請參見第十章。

食物是很重要，但你的生活方式也是成敗關鍵，可能讓重整療程破功，功虧一簣。下面一章，你會讀到運動、睡眠、心靈平靜的詳盡攻略，這些都是讓成果延續的必要步驟。

現在你知道重整療程中該怎麼吃了！但別忘了，這些食譜和飲食準則只是重整療程的一部分，搭配健康的生活習慣，飲食才會奏效。請跟我一起進入下一章，瞭解怎麼睡出健康，度過新陳代謝修復的過程。

Chapter 6

重整生活方式

　　飲食是重整療程的基礎，只要加上簡單幾個步驟就能強化成效，保證能維持嶄新健康的新陳代謝。換句話說，你將會減掉幾吋腰圍，較不易嘴饞，且不需要再實行讓你感到不適的飲食方式，生活方式的訣竅之中，最強效的作法其實很簡單，就是一夜好眠。

睡眠

　　傳統中醫認為睡眠不足是肝病的主因之一，我們都知道這個說法很有道理，白天時肝臟忙著將我們攝取的食物，處理轉化成能量，驅動思考和體力。唯獨深層睡眠時，肝臟才能獲得必要的休養，重新補充肝醣。要是無法補充肝醣，肝臟便無法燃燒囤積的三酸甘油酯，代謝靈活度將會跟著消失。

　　睡眠問題主要有三種：不認真看待睡眠、失眠睡不著、睡著了卻睡不久。為了讓你認真看待睡眠，我應該告訴你，許多專家都認為比起運動或節食，睡眠對瘦身的成效更顯著。80 年代掀起了一陣睡眠不足的風潮，有史以來第一次這麼多人跨時區與不同團隊合作，或是在工作日外的時間回覆電子郵件。想要成功重整肝臟、加入天然瘦行列，一覺好眠是不可或缺的步驟。

只要一夜睡不好，就能讓正常人更容易嘴饞、偏好劣質食品，想到運動就倦怠無力。另外，睡眠還有幾個虛榮卻有說服力的理由：經過科學證實，要促進膠原蛋白生成，面霜、乳液或保健食品都比不上睡眠，美容覺可不是叫假的！

　　若你有睡不著的困擾，重整療程可能會改善這個狀況。原因如下，抗性澱粉和蛋白質的組合不會讓血糖在夜間下降，戒除咖啡因和酒精的效果很好，寫日記也大有幫助，要是還是睡不著，下列睡眠慣例可能對你有用。

　　要是入眠毫無障礙，卻提早醒來，血糖降低往往就是元凶。夜裡血糖降低時，人體會運用皮質醇提升血糖，一般來說，睡眠期間皮質醇不多，早晨起來時身體才會製造大量皮質醇，幫助你甦醒。若身體在不該醒來的時候製造過多皮質醇，你會突然覺得精神百倍，大腦就像跑馬燈，開始閃過各種潛在煩惱，這時你可能會感覺腦袋思考的事情才是元凶。腦袋裡總是有讓我們操煩的事情：「當初我應該這麼說才對嘛！」或是「我怎麼可以漏掉那件事！」但造成這狀況的，其實是血糖和皮質醇。

　　重整飲食富含抗性澱粉，所以血糖不會瞬間驟降。若你還是有早醒或睡眠中斷的問題，在此提供一個簡單訣竅：睡前吃半份含有抗性澱粉的食物。試著吃半顆水煮馬鈴薯，或是半份原始的重整果昔。抗性澱粉並不是鎮靜劑，卻能維持血糖長達 7 至 9 小時不下降，助你一覺好眠到天亮。

睡眠慣例

　　家裡有小小孩的家長都知道，要是孩子的晚間例行公事遭到中斷，全屋子的人都要繃緊神經，準備夜不成眠了。身為大人的我們經常忽視一件事，其實大人也很仰賴慣例，要保持好習慣才能睡得更深層，醒來時更神清氣爽。

起床

　　起床在在影響著你的睡眠，早晨醒來頭一個鐘頭的習慣，可以決定你當晚的睡眠品質是好是壞。最重要的作法就是：每天都要在固定時間起床。

　　以下就是問題的癥結點。平時你得為了上班、準備送孩子上學。提前起床趕上課，到了週末卻睡懶覺。情況很可能是，你的身體以為過去四、五天起床的時間才是早晨降臨的時刻。

　　舉個例子，假設你在週六和週日這兩天都是早上九點起床，週一、二、三則是需要六點起床，這種感覺就好像時差。事實上，這個狀況有個名稱：社交時差。有社交時差的人每週一開始動作都拖拖拉拉，渾渾噩噩，每天都在數還有多少天才是週末。到了週五，情況可能會好轉，接著週末來臨，循環又再度開始，週而復始。

　　解決方法或許不易執行，但其實不難，我敢說良好的睡眠品質值得你這麼做。找出你週間最晚起床的時間，照常做平日早晨習慣的事，像是運動、吃早餐、整理儀容、通勤。找出幾件可以提前備好的事物，即使只是準備好早餐或拿出衣服等幾個簡單

步驟，都能讓早晨更有效率，你的壓力也不會那麼大。知道自己可以睡到多晚後，當週每個早上都要在同一時間起床。重整療程中，準備前面幾餐會變得非常簡單，運動也只需花幾分鐘，所以早晨會格外順利。

當然前幾個週末你可能會忍不住睡懶覺，但萬萬不可。如果晚一點覺得累，可以小睡補個眠，但早上還是得在固定時間起來。接著你就會自然而然早睡，也會覺得休息充足，體重開始下降，變得更有活力。

除了早晨在固定時間起床，還有兩件有益的早晨習慣，那就是晨起吃一頓早餐，以及早上稍微曬曬明亮陽光。

晨起早餐

記得在起床一個鐘頭內喝掉早餐果昔，如果你有不吃早餐或早餐延後的習慣，可能會驚訝發現這個小改變能大幅改善你的一天，讓你保持穩定活力，較不易嘴饞。

明亮光線

你是否注意到，露營時人會隨著太陽升起自然醒？這是一種叫作「皮質醇覺醒反應」的荷爾蒙作用，日光會啟動這種荷爾蒙，讓你早晨時自動醒來。即使家裡燈光充足，人造燈光和日照充足的房間光線波長也比不上直接的天然日光。

測量光線強度的單位是勒克斯，而 1 勒克斯是昏暗室內一根普通蠟燭自 1 公尺外照射的光線強度，大多居家和辦公大樓的光

線強度落在 50 至 80 勒克斯，陰天時戶外光線可能超過 1000 勒克斯，戶外陰影下的光線強度則可能高達 2 萬 5000 勒克斯，直接日照更是高達 13 萬。人類大腦大約需要 1 萬勒克斯的光線才會接收到訊息，啟動皮質醇覺醒反應，展開嶄新的一天。

要怎麼做才能接觸到 1 萬勒克斯？一醒來就到戶外待半個鐘頭就可以了。明確一點來說，你不必直接日照，也不需要露出皮膚，穿上泳褲來場日光浴並非必要不可，只是眼睛需要接觸光線，才能將訊息傳達給連結腎上腺的松果腺，腎上腺接著會回應光線，製造出大量豐富的皮質醇，讓你清醒過來。

你可以躲在蔭涼處，但不戴墨鏡的效果最好。若是天氣允許，盡量在戶外從事你的早晨慣例，像是喝果昔、散步，或者只是閱讀放鬆。

由於所處地區的緯度和節令不同，有時醒來後天可能還是黑的。如果是這個情況，可以考慮用光盒子進行照光治療，請買光射高達 1 萬勒克斯、且不會製造紫外線或藍光的光盒子。

光線來源高於眼睛的話，光照治療效果最好。你可以坐在立燈旁的椅子上，或在桌前工作，桌燈則要高於桌面幾十公分。請留意，照光治療對某些躁鬱症或糖尿病性視網膜病的患者可能造成反效果，所以請和醫師或護理人員討論，確定照光治療不會對你有危害。

晚間慣例

　　以下是幾個讓你夜晚睡得更香甜的步驟：

◆ **睡前九十分鐘**

　　・降低室溫華氏五度或大約攝氏三度。

　　・泡一杯熱騰騰的洋甘菊或檸檬香蜂草茶。

◆ **睡前六十分鐘**

　　・關掉電腦、電視螢幕、LED 顯示器螢幕。

　　・關閉任何多餘光線。

　　・沖個熱水澡，但水溫不宜過燙。

　　・打開白噪音產生器，或是應用程式、電風扇或 HEPA 空氣
　　　清淨機等設備的白噪音。

◆ **睡前十分鐘**

　　・寫日記。

| 日記怎麼寫 |

　　大腦會在激發濃烈情緒和潛意識壓力回應的區域儲存創傷、
未完工作及強烈記憶，所以寫日記很有幫助。懸宕未決的事通常
可能引發莫名焦慮，然而一旦將感受化作文字，神經系統就會出
現變化。磁核共振造影證實，只要說出或寫下腦海中第一個浮現
的感受，便可清空大腦中掌控情緒的部分的空間，然後這些感受

會重新繞回理性的大腦部分，接著就會慢慢煙消雲散。只要將想法化作文字，便可引發這種效應，至於說什麼、寫什麼、打出什麼、收到什麼意見，都不重要。

日記該怎麼開始？可以使用重整日記或電腦應用程式，現在有很多用來寫日記的手機程式，但對多數人來說用鍵盤打字書寫還是比較簡單，我個人愛用的程式是「Day One」。無論用哪種方式寫日記，你的日記只供個人使用，即使沒有駭人祕密，也不必擔心別人讀到你的日記可能有哪些想法，因此你能毫無顧慮地寫。

用計時器設定 5 分鐘的時間，想到什麼就寫什麼。別擔心文法、句法、拼字或結構的問題，任由思想自由流動跳躍，將想法化為文字，會比單純在內心反芻更具淨化作用。

有時寫下的回憶可能是近期發生的日常瑣事，有些時候可能是創傷記憶，有些可能是個人抱負。不要論斷書寫的內容，寫就對了。如果計時器響起，你還想寫完一個感想，就繼續寫吧。祝你好夢！

運動

第一次嘗試重整療程卻沒有達到最高效果的人，大多數可能都是運動過量。我知道大家都以為要努力健身才能甩掉脂肪組織，但我本身就體會過卯起來運動卻失敗的經驗，也看過別人失敗，所以這段期間反而應該減緩運動量。

請聽我解釋下列完整說法：運動是很好沒錯，事實上說到大腦表現、疾病預防和健康情緒，沒有哪樣活動的好處比得上運

動。運動是我個人最喜歡的活動之一，運動帶來的益處也有確鑿的支持證據。

重整療程中你還是需要運動，但請記得要是運動量超過建議標準，療程的效果就不會太好。新陳代謝重整會啟動你的肌肉組織和肝臟攜手合作，成為多餘燃料的備用貯藏空間。如果你在重整療程裡過度運動，肝臟就得處理大量燃料而無法修復。如果你不運動，肌肉就會進入冬眠狀態，被當成蛋白質的來源消耗掉。

展開運動計畫前，請務必和醫師討論，確定是適合你的。

和緩起身動一動

請做好心理準備，你每天的主要運動量全來自走路。請使用計步器、健身追蹤器、手機或智慧型手錶記錄步數。信不信由你，重整流程目標真的是減少走路步數。下限是 5 千步，上限是 1 萬步。你可能讀過每日行萬步的建議，1 萬步適合平時進行，不過以我們所設的目標來說，1 萬步已經過量。我們的目標是維持血液流通，同時不燃燒過多燃料。

從早晨散步 1 千至 3 千步開始一天，根據個人行走速度和步長，通常是介於 10 至 20 分鐘。接下來也要利用計步器計算一天步數，其餘的平日活動通常落在 2 千至 7 千步的範圍。

◆ 微健身操

重整療程裡包括兩種微健身操，一種是間歇性運動，另一種是徒手肌力運動。每天選一種健身運動交叉進行，例如奇數日

做間歇性運動，偶數日做徒手肌力運動。由於不到 5 分鐘就能完成，所以這些都算微健身操。

◆ **間歇性運動**

你可以在戶外慢跑或騎單車，或在室內踩跑步機、有氧健身車、橢圓滑步機或踏步機。暖身結束後，先進行 20 秒全強度，接著是 40 秒和緩運動。你可以藉由加速、上坡或增加機器阻力提升強度，完成三個快慢循環，最後以 40 秒和緩運動結束。

若你打算以單車或有氧機器進行間歇性運動，可以跳過散步，輕鬆進行 10 或 20 分鐘當作暖身。

◆ **散步**

一、每天悠閒散步 10 至 20 分鐘，當作暖身。

二、散步、慢跑，或盡自己所能快跑 20 秒。

三、然後依照個人意思，慢速進行 40 秒。

四、重複第二和三步驟，共三次，最後以第三步驟收尾。

五、運動完成！

◆ **有氧健身車**

一、以輕微或零阻力狀態騎車 10 至 20 分鐘。

二、增強阻力以高速踩 20 秒。

三、以無阻力狀態騎 40 秒。

四、重複第二和三步驟，共三次，最後以第三步驟收尾。

五、運動完成！

◆ 徒手肌力運動

所需器材：無。你只需要穿上舒適寬鬆的衣服，穿不穿鞋都無妨，因為這套健身運動不需要跳動，只要有一塊柔軟地墊或健身／瑜伽墊即可，另外你只需要夠讓人躺下、伸展四肢的空間，視線範圍內有一個具秒針的時鐘更好。

你總共要做五組運動，每一組做 30 秒，休息 30 秒後，再進行下一組。這套運動有固定順序，要按照順序進行，先從第一組開始，最後以第五組結束。

由於每一個步驟都要計時，所以會精準地在 5 分鐘後結束。要是你正努力恢復身材或體力已經很好，每組運動後面還有加註其他版本，讓你覺得運動更舒適或更具挑戰。

如果你的體力已經非常好，請按照自己的意思，全部換成挑戰版，但是時間仍要控制在 5 分鐘內。

肌力訓練

四週重整療程間，每週都要交替進行日常間歇性和徒手肌力運動，而且最好搭配散步。

▌徒手深蹲 ▌

開始動作：雙腳與肩同寬站立，雙手向前伸，身體重心往下壓，直到大腿與地面平行。

完成動作：回到開始動作。依照個人能力重複整套動作 30 秒。

要是太困難，一開始先這麼做	如果太簡單，可以這麼做
・扶著牆壁平衡身體。 ・不要一鼓作氣往下蹲。 ・找張椅子擺在臀部下方，就不會蹲太低。 ・30 秒結束前停止動作。	・加快速度。 ・蹲得更深，試著讓臀部碰到地面。 ・30 秒延長至 45 秒。 ・兩手各舉一個有重量的啞鈴。

▌伏地挺身 ▌

開始動作：趴在一塊地毯或健身墊上，面部朝下，身體打直，手肘彎曲放在腋窩下，兩手撐在地板上。雙臂打直，身體打直，以雙膝或雙腳支撐身體重量。

完成動作：回到開始動作。依照個人能力重複整套動作 30 秒。

要是太困難，一開始先這麼做	如果太簡單，可以這麼做
· 不要在地上，倚在一張穩固的書桌或茶几上，雙腳落地。 · 不要一鼓作氣往下壓。 · 30 秒結束前停止動作。	· 加快速度。 · 30 秒延長至 45 秒。 · 將雙腳抬高在穩固表面上，雙手繼續撐地，支撐全身。

▎固定式分腿蹲 ▎

開始動作：雙腳與肩同寬站直，雙手互扣於頸後。一腿向前跨出一大步，彎曲後腿，後腿膝蓋輕輕觸碰地面。

完成動作：回到開始動作，換腳重複動作。依照個人能力重複整套動作 30 秒。

要是太困難，一開始先這麼做	如果太簡單，可以這麼做
· 扶著牆壁平衡身體。 · 不要一鼓作氣往下蹲。 · 30 秒結束前停止動作。	· 加快速度。 · 30 秒延長至 45 五秒。 · 兩手各舉一個有重量的啞鈴。

▎顛倒雪天使 ▎

　　如果你的故鄉不下雪，你很可能不知道雪天使是什麼，我個人倒是在冰天雪地的明尼蘇達州北部做過不少雪天使。做正常版的雪天使時，通常是背部平躺於雪地，雙臂和雙腳同時開合，要是動作做對，你就會在雪地裡印出類似天使袍子、翅膀和頭部的

痕跡。但這裡我們製作的雪天使需要腹部貼地，至於雪呢，有沒有都無所謂啦。

開始動作：腹部貼地平躺，雙腳伸直，雙臂收在身體兩側伸直。抬起貼地的雙手和雙腳，手臂從身側移動至頭頂，雙腿盡可能從中心線往外伸展。

完成動作：回到開始動作。依照個人能力重複整套動作 30 秒。

要是太困難，一開始先這麼做	如果太簡單，可以這麼做
・只動手臂，盡力而為。 ・30 秒結束前停止動作。	・加快速度。 ・30 秒延長至 45 秒。

▎棒式 ▎

開始動作：臉部朝下趴在地毯或健身墊上，身體打直，手肘彎曲，雙手收在腋窩邊手掌貼地。伸直雙臂，將全身撐起地面，用雙手和雙膝（會比較簡單）或雙腳（這是進階版）支撐起全身重量。

完成動作：全身維持這個動作 30 秒。

要是太困難，一開始先這麼做	如果太簡單，可以這麼做
・在茶几或櫃檯等穩固表面撐起雙手。 ・30 秒結束前停止動作。	・用茶几或櫃檯等穩固表面撐起雙腳。 ・30 秒延長至 45 秒。

保健食品

如果你和多數健康食品消費者一樣,有一整櫃保健食品。有幾種可能是天天吃,有一些是看見快過期才吃,還有一些是擔心某種情況時服用。無論進入嘴巴的是什麼,都會先通過肝臟。大家都知道有些藥物或保健食品傷肝,但其實有些組合對肝臟也有危害,只是可能你沒料想到。

我遇過很多服用大量保健食品導致肝臟受損的病例,他們服用的保健食品一長串,一開始都是為了個人健康著想或經執業醫師推薦,即使單看保健食品的營養素對肝臟並沒有毒害,但合併服用可能傷肝。請記住,肝臟本身就是一個濾器及緩衝器,當天然食物的成分經過高度濃縮變成化學物質,大量進入體內,肝臟就可能負擔過重。

藥物服用有時是不經意的,你可能先從一種藥丸開始,或為了某些已無足輕重的原因服用處方箋藥,也或許你同時諮詢多位醫療保健人員。許多案例都是這樣,醫師可能不知情或者沒有考慮到你正在服用其他藥物,於是幫你開了另一種藥。但不幸的是,很多人服用的藥物效果遭到其他不需要的藥物抵銷。

下一次去找主治醫師時,記得攜帶你正在服用的所有藥物,向他說明你正在服用的每一種藥。有時醫生只是依照藥單解釋,實際看見藥丸才會發現不對。如果你每天服用處方藥,請詢問醫師自己是否真的需要服藥,若目前需要,該怎麼做才能停藥。請別在沒和醫師討論的情況下,任意停藥或不再吃保健食品。

儘管如此，有些必需營養素攝取不易，即使是最健康的飲食都很難完全攝取。另外也有輔助營養素和植物萃取物，可幫助肝臟瓦解囤積、導致新陳代謝變慢的三酸甘油酯。

綜合維他命

在這四週療程中你的食量會減少，身體的必需微營養素可能不足，偏偏這時身體最需要這些微營養素。請考慮以下情況，選擇三十天份的優質綜合維他命／綜合礦物質：

◆ 不含鐵質

鐵質會阻礙人體吸收藥丸裡所含的礦物質，要是鋅、硒、鎂加在含鐵藥物裡，這幾種重要營養素就無法有效吸收。除了吸收的問題外，鐵質對不需要鐵的人來說也很危險。如果醫師覺得你需要補充鐵質，就從綜合維他命外的藥丸攝取鐵質，因為鐵質不易吸收，鐵質保健食品可能會導致便秘和消化不適。甘胺酸亞鐵可能是吸收力最好的鐵質，也比較不會引起消化方面的副作用。

◆ 不含葉酸

葉酸是名為「葉酸鹽」的天然維他命 B 群的人工版本，很多人天生無法處理代謝人工葉酸，非但無法運用人工葉酸，人工葉酸也可能阻礙天然葉酸鹽的正面功效，可能損壞肝功能、提高大腸癌風險。優質綜合維他命只使用天然葉酸鹽，例如甲基葉酸。

◆ 不含碘

碘是一種必需礦物質，如果你每天攝取低於 50 微克，甲狀腺運作就不會太好。謝天謝地，你要刻意降低才可能攝取低於該數值的碘，奇怪的是碘也可能攝取過量。事實上，甲狀腺要是每日吸收的碘稍微超過 300 微克，肝臟也可能超載。大概沒有哪個營養素的安全範圍像碘一樣狹隘，服用甲狀腺藥物的人已經從甲狀腺藥物攝取到足夠碘，一般而言他們服用的藥物和飲食已達到碘的最高限額。

攝取無碘食鹽和不吃海洋蔬菜的生素食者可能有缺乏碘的風險，幾乎人人都能輕易從飲食中攝取到 150 至 200 微克的碘，至於幾百萬名患有甲狀腺疾病的人和幾百萬個可能患有甲狀腺疾病的人，則最好避免從維他命攝取額外的碘。碘過量可能會減緩甲狀腺功能，損害基礎代謝率。

這一點重要到某份研究說明，78% 患有橋本式症而甲狀腺低下的人，只要將碘攝取量控制在標準範圍內，病就能治好。

◆ 安全的鈣攝取量

比起降低骨質疏鬆症的發生，多數鈣保健食品更可能引起心臟病發。碳酸鈣、牡蠣殼鈣、珊瑚鈣的問題更是特別多。請務必食用安全蛋白質螯合的維他命，例如葡萄酸雙鈣或甘氨酸鈣。這些形式的鈣較易吸收，所需毫克數不高，保健食品的理想劑量是 300 至 500 毫克。

其他有益肝臟的補充食品

如果你的新陳代謝測驗得分（請見第 25 頁）超過四分，可以考慮補充有益肝臟的營養品。這些都是接近食物的安全成分，容易添加。以下是幾個可以考慮的肝臟好幫手，以及它們對肝臟有益的理由。

菇類

◆ 靈芝

證實能保護人類肝細胞不受化學物質和自由基的損害。

◆ 冬蟲夏草

一種奇異菌類，生長於高海拔的蠶繭，自西元前 5 千年起就被視為滋補強身的補藥。冬蟲夏草保護肝臟及腎細胞的療效、促進活力的能力人盡皆知。

草本萃取物

◆ 五味子（北五味子）

學名為「Schisandra chinensis」，五味子的意思是「具有五種風味的果實」。這種果實經證實能預防三酸甘油酯累積於肝細胞，協助分解無法排出的三酸甘油酯。此外，五味子也能逆轉，因為肝細胞內質網受損，而導致肝細胞無法分解三酸甘油酯成為能量的損害。

◆ **牛蒡根（Arctium lappa）**

　　這種具有逾十一種成分的植物可以護肝，排除囤積的三酸甘油酯和膽固醇。日文名稱為「ごぼう」的牛蒡，幾個世紀以來都是日本料理的常見食材。

◆ **奶薊子（Silbum marianum）**

　　好幾個世紀以來，奶薊子在歐美被用於肝臟和膽囊疾病的治療，多項人類研究顯示，奶薊子對肝臟具有多重效益，包括：

　　・延緩肝纖維化形成
　　・具有抗氧化功效
　　・降低肝臟發炎程度
　　・減少肝臟器官的三酸甘油酯
　　・改善胰島素敏感性
　　・幫助肝臟有效燃燒燃料

　　奶薊子可以當作食物或保健品食用，食用完整果實時，奶薊子應該研磨或絞碎，否則會硬到無法安全咀嚼。

　　你現在應該已經很清楚睡眠、減壓、運動、吃對保健食品和藥物的重要性，請為了重整療程調整生活習慣，才能延長健康新陳代謝的益處。

如果你生活在高壓狀態，以下是避免壓力毀掉重整療程的參考方法。

無論是哪方面，壓力對你都是一種危害，這點早已眾人皆知。越來越多證據指出，壓力也會傷害新陳代謝。壓力荷爾蒙會讓肝臟轉為儲存模式，無法燃燒三酸甘油酯。事實上在長期壓力之下，肝臟會增加壓力荷爾蒙，提高壓力荷爾蒙的危險性。難過的是很多人都認為，雖然很傷身，我們卻無能為力。人們往往覺得，只有不切實際地耗費大把時間在艱澀卻只讓人失望的身心靈技巧上，才可能減少壓力。

感謝老天，其實只要運用 5 分鐘的簡單技巧，你就能受益良多。

視覺聚焦

你天生不擅長冥想沉思？很多人發現閉上眼睛、專注呼吸或思考某個字詞都很難。如果你曾經想靜下來，卻無法壓下忙碌思緒，這個練習可能很適合你。你完全不需要控制思緒，只需要將視線聚焦在一個點，趁早餐前試個 5 分鐘。

選一個能坐得舒服、不被打擾的幽靜地點，打直背脊坐定，例如坐在椅子上，但不要靠上椅背，也可以席地跪坐、盤腿或半盤腿坐著。

把一樣物品擺在眼前、視線可以凝聚的位置，距離大概120 至 180 公分。傳統瑜伽大師使用的是一支點燃的蠟燭，LED 蠟燭也可以，甚至是模擬蠟燭燭火的應用程式。計時器設

定 5 分鐘,基本技巧是背部打直,眼睛放輕鬆,專心注視蠟燭燭芯。坐定之後啟動計時器,要是可以,請以鼻子吸氣,深呼吸至腹部位置。

不用擔心思緒天馬行空或神遊他方,腦袋不時冒出想法、身體出現感受是很正常的事,你的視線可能會撇向其他地方,注意力飄到視線範圍內的其他東西上,這也很正常。發現自己有這個傾向時,只需將視線拉回蠟燭即可。

視覺聚焦可幫你辨識出知覺與想法之間的距離,你會慢慢發現這些想法並非源自於「你」,只不過是你腦海裡來來去去的東西。

不是只有練習才感受得到視覺聚焦的好處,在生活中也有幫助。下一次被沮喪的思想困住時,只需要自動聚焦在視覺範圍的某個點,深呼吸幾次,讓思緒自行來去,不認真當一回事,就能處理掉當下襲來的憂慮。

重整療程的一天

現在來整理一下重整計畫,看看一天該怎麼度過。為了能讓療程每個層面進展順利,以下是重整療程的日常概要。

是時候展開全新的一天了!

帶著好心情醒來,因為你這麼做是在照顧自己的身體,讓你更健康。重整療程中,每天都要在固定時間起床,即使是週末也不能睡懶覺,這可能是達成目標最重要的習慣之一。

保濕

　　喝一杯添加幾滴檸檬汁、220 毫升的純水，展開新的一天。保濕對排除廢物相當關鍵，肝臟在接下來幾天會處理許多囤積的三酸甘油酯和脂肪組織。想像你的肝臟就像垃圾處理機，要是沒有流通的水，廢物便會全部黏在一起。

如廁

　　早晨第一件事就是上廁所。多數人醒來後不久就會排便，而且一天至少一次。要是你每日排便次數不到一次，或是要醒來後很久、等到進辦公室才想上廁所，請見第十章的「常見問題集」。

早餐

　　請在起床 1 個鐘頭內喝完第一杯果昔，利用第五章的果昔組合指南或從第七章選一種果昔食譜製作果昔。你是否一整天行程滿檔？若是的話，可以一次製作兩份。若果汁機空間充裕，可以一口氣打好二份果昔，或做好第一份後，立刻製作第二份，這樣就不用再擔心準備午餐的事。

　　除了果昔，請再準備第二杯水，在早上慢慢喝，或出門時帶著走。

　　你剛開始重整療程嗎？你知道你這幾天可能會肚子餓嗎？如果是，請記得準備隨時可吃的零嘴，帶出門上班。關於零食的部分，請見第八章。

運動

和緩散步 10 至 20 分鐘，幫助血流暢通，如果可以，走路上班吧！除了散步，每逢奇數日記得再搭配間歇式微健身操，偶數日做徒手肌力運動。請至 metabolismresetdietbook.com 觀看運動影片。運動後記得再補充一杯水。

上午

再喝一杯 240 毫升的水，若肚子餓，可以來點無限吃零食。

午餐

享用果昔前，先喝一杯 240 毫升的水，接著再喝果昔。

你可能會很訝異，找到幾份你最愛的食譜，居然毫不費力，這樣很好，偶爾可以不花時間思考吃什麼也不錯。當然要是你想要的話，還有其他選擇，可以嘗試新食譜和異國食材。

下午

跟上午的步驟相同：繼續喝水，有需要就吃無限吃零食。多數人發現下午會比上午更快餓，若你覺得飢餓難受，請翻到第十章的「常見問題集」。

晚餐

好，現在是準備正餐的時候了。即使食物看似堆積如山，請務必好好享用、完成晚餐，並且同時搭配當日最後一杯水。

如果你工作繁忙，請在當週開始前，預先準備好蔬菜和幾批煮好的優質碳水化合物和蛋白質。

放鬆休息

一天活動結束，廚房整理好之後，你可能想稍微放鬆一下。「壓力」、「緊繃」、「放鬆」和「休息」等名詞與你的感受和肌肉關係可大了，而且有道理可循。有些人習慣來幾杯葡萄酒，放鬆累積一天的緊繃，沒錯，葡萄酒還是酒，即使你只是因為喜歡它的味道才喝，酒還是酒。

晚餐後稍微散個步，即使只是輕鬆地走個 10 分鐘，都能降低當日壓力荷爾蒙。每日結束前最後做的事很可能是閱讀、看電視或上網，無論做什麼，試試搭配本章前文裡提到、簡單不費力的伸展運動，可能能夠幫助放鬆。

上床睡覺

記得睡眠是恢復肝臟的第三重點。重整療程中至少要安排 8 個鐘頭的睡眠，由於你可能需要比習慣的時間早睡，把自己當成小嬰兒，睡前 90 分鐘開始晚間慣例，請見第 111 頁詳盡的慣例解說。你有睡不著的困擾嗎？或是常常夜間睡一半醒來？若是如此，請記得看本章前面提到的幾個祕訣。

重整完成後該如何保持，才不會回到代謝不靈活的生活？根據個人經驗，大多人會發現這其實比他們想像的還簡單，你可能

早就已經開始許多預防肝臟阻塞的習慣，下一章我會告訴你，應該怎麼度過每一天，不再朝思暮想美食，維持健康的新陳代謝。

Chapter 7
果昔食譜

你可以用現成果昔食譜或自家廚房裡創造的果昔完成療程，自己選用材料製作果昔有個優點，那就是你可以在當地超市挑選食材，從本章各個食譜篩選。使用現成食譜有個好處，那就是可以確定拿到的是和新陳代謝重整飲食法臨床試驗一樣的食材，縮短採買和準備食物的時間。

若想瞭解我們在臨床試驗使用的原始重整果昔，請至 metabolismresetdietbook.com/resources。

如何製作你的重整果昔

重整果昔的主要目標是攝取 23 公克以上的高品質蛋白、2 萬毫克以上的抗性澱粉、低胺基酸殘基 pH 值，果昔不含精製糖、人工色素或香料、葉酸，碘則控制在 20 微克以下。

本章提供的食譜相當豐富，讓你在重整療程的每一天都可製作不同果昔。話說回來，雖然你有琳琅滿目的選擇，不表示每一種都要做。

因為每個人偏愛的口味不同，大多數人都可找到幾種他們喜歡的食譜。這些食譜之中也有他們個人最喜歡的果昔，並在整套

重整療程都使用這些食譜。

　　每個食譜製作的果昔分量是兩份。正如前文所述，最好是製作完整兩份，一半當早餐果昔喝掉，另一半留著當午餐果昔。你也可以製作一整份，和也在進行重整療程的親人一人一半。或者只喝一半，另一半裝在攪拌壺或玻璃容器裡，冰在冷藏庫，但要記得在 48 小時內喝掉，喝之前請再仔細攪拌一次。若你只想製作單份，食譜原料減半即可。

　　應該使用有機食材嗎？有些原料應該特別挑選有機，例如蔬果皮要是會入菜或者選用蔬果含有高濃度的農藥殘留時，就應該購買有機產品，運用這些食譜時，我推薦你購買有機原料。雖說無論何時，選購有機商品永遠不會錯，但要是購買不到有機產品，也不要被完美主義絆住，即使不是全有機產品，多吃農產品總比少吃來的好。

　　製作果昔需要一台果汁機和一支富有彈性的攪拌抹刀。依照順序放入原料，如果攪拌的不夠完全，關掉電源，用抹刀刮下沾附於攪拌壺內壁的材料，重新開啟電源，攪打至質地細緻為止。

草莓柳橙果昔

準備時間：5分鐘　成品：2份

　　這個食譜很適合搭配冷凍草莓，冷凍水果的鮮度其實不輸「新鮮」水果，甚至比放了一陣子的新鮮水果更鮮美。冷凍水果通常也比較便宜，保存期限長，不需要太多準備。我通常使用臍橙，不過其實隨便一種柳橙皮的效果都很好。

材料：

純水 …………………………… 1 杯
冰塊 …………………………… 1 杯
洗淨的新鮮菠菜葉 ………………… 1 把
RS 食品 ……………………… 1 份
（有機）柳橙削下的柳橙皮 ……… 1 顆

（有機）草莓，洗淨拔除蒂頭 …… 1 杯
豌豆蛋白粉或其他蛋白質 …… 2 份
（請見第 89 頁）
增添風味的甜味劑（甜菊或羅漢）

作法：

將所有原料倒進果汁機，攪打 3 至 5 分鐘，直到質地細緻為止。請趁冰涼飲用，使用玻璃或鋼鐵材質的粗吸管享用。

---
tips

- 削柳橙果皮前，先以溫熱的洗碗精水將柳橙表皮洗滌乾淨。利用刨刀或磨泥器，削下果皮的橘色部分，看到白色部分就停止。
- RS 食品可選市售品牌，或其他含有 RS 的食物，例如 ¼ 杯綠蕉粉、½ 杯鷹嘴豆蛋白或第 90 頁裡提到的材料。

烘烤草莓果昔

準備時間：5 分鐘　成品：2 份

　　烘烤草莓？如果你還沒試過，這就是你嚐鮮的機會。烘烤過的草莓風味會昇華至全新境界，烘烤 450 公克的去蒂梗新鮮草莓或解凍草莓，要是草莓太大顆，可切成兩半，然後平鋪在烤盤上，以攝氏 175 度用烤箱烤 20 分鐘。（你也可在製作果昔前一晚烤好草莓。）牧豆粉能為果昔增添濃郁醃燻風味及抗性澱粉。

材料：

純水 ………………………… 1 杯	烘烤草莓 ………………………… 1 杯
冰塊 ………………………… 1 杯	RS 食品 ………………………… 1 份
香草精 …………………… 1 茶匙	增添風味的甜味劑（甜菊或羅漢）
牧豆粉 ………… 1 湯匙（可省略）	

作法：

將所有原料倒進果汁機，攪打 3 至 5 分鐘，直到質地細緻為止。請趁冰涼飲用，使用玻璃或鋼鐵材質的粗吸管享用。

---
tips

- RS 食品可選市售品牌，或其他含有 RS 的食物，例如 ¼ 杯綠蕉粉、½ 杯鷹嘴豆蛋白或第 90 頁裡提到的材料。

可可凍飲

準備時間：5 分鐘　**成品**：2 份

　　重整飲食期間，你會發現烘烤角豆粉就是不含咖啡因、RS 成分高的可可粉替代品。維持階段採用這份食譜時，可隨個人喜好加入角豆粉或可可粉。

材料：

純水 …………………………… 1 杯	RS 食品 ……………………………… 1 份
冰塊 …………………………… 1 杯	卡宴辣椒粉（可省略）………… 1 小撮
香草精 ………………………… 1 茶匙	傳統燕麥片（無麩質）………… ½ 杯
冷凍香蕉 …………………… ½ 根	豌豆蛋白粉或其他蛋白質……… 2 份
烘烤角豆粉 ………………… 2 湯匙	增添風味的甜味劑（甜菊或羅漢）

作法：

傳統燕麥片倒入果汁機，攪拌 1 分鐘。接著加入其他原料，攪拌 3 至 5 分鐘，直到質地細滑。請趁冰涼飲用，使用玻璃或鋼鐵材質的粗吸管享用。

---
tips
- RS 食品可選市售品牌，或其他含有 RS 的食物，例如 ¼ 杯綠蕉粉、½ 杯鷹嘴豆蛋白或第 90 頁裡提到的材料。
- 香蕉若連皮攪打，請選有機香蕉。

經典綠色果昔
準備時間：5分鐘　　成品：2份

　　這個食譜既快速又簡單，菠菜可以換成其他味道溫和的綠色蔬菜，例如唐萵苣、蘿蔓萵苣、芥藍、奶油萵苣或紅捲鬚萵苣。冷凍綠色蔬菜的效果也很好，但冷凍蔬菜更為濃縮，若使用冷凍蔬菜，只需半杯即可。

材料：

純水 ……………………………… 1 杯

冰塊 ……………………………… 1 杯

冷凍香蕉 …………………………… ½ 根

奇亞籽 …………………………… 1 湯匙

洗淨新鮮菠菜葉 ………………… 3 杯

RS 食品 …………………………… 1 份

新鮮剁碎薑黃或薑黃粉…… ½ 茶匙

豌豆蛋白粉或其他蛋白質……… 2 份

增添風味的甜味劑（甜菊或羅漢）

作法：

將所有原料丟入果汁機，攪拌 3 至 5 分鐘，直到質地細緻。請趁冰涼飲用，使用玻璃或鋼鐵材質的粗吸管享用。

---
tips
- RS 食品可選市售品牌，或其他含有 RS 的食物，例如 ¼ 杯綠蕉粉、½ 杯鷹嘴豆蛋白或第 90 頁裡提到的材料。
- 香蕉若連皮攪打，請選有機香蕉。

杏仁香脆燕麥果昔

準備時間：5 分鐘　　**成品**：2 份

　　生燕麥含有豐富的葡聚多醣體，葡聚多醣體是獨特的多醣類，經證實可改善免疫功能、降低膽固醇、促進心臟健康。此外，生燕麥也是豐富的抗性澱粉來源。

材料：

純水 ……………………………1 杯	RS 食品 ……………………………1 份
冰塊 ……………………………1 杯	傳統燕麥片（無麩質）…………… ½ 杯
丁香粉 ………………………… ⅛ 杯	完整的無鹽烘培杏仁果……… ¼ 杯
杏仁精 …………………3 〜 5 滴	豌豆蛋白粉或其他蛋白質……2 份
錫蘭肉桂粉………………… ½ 茶匙	增添風味的甜味劑（甜菊或羅漢）

作法：

傳統燕麥片丟進果汁機，攪拌 1 分鐘，打成粉末。加入水、冰塊、RS 食品、甜味劑、肉桂粉、丁香粉、高蛋白粉，視需要再滴杏仁精。攪拌 3 至 5 分鐘，直到細緻，接著倒入杏仁，再打 10 至 20 秒，杏仁絞碎並混勻即可。請趁冰涼飲用，使用玻璃或鋼鐵材質的粗吸管享用。

---

tips

- RS 食品可選市售品牌，或其他含有 RS 的食物，例如 ¼ 杯綠蕉粉、½ 杯鷹嘴豆蛋白或第 90 頁裡提到的材料。

薑味木瓜薄荷果昔

準備時間：5分鐘　成品：2份

　　木瓜含有一種天然的蛋白質分解酵素：木瓜酵素。可是木瓜越成熟，含有的木瓜酵素就越少，所以請盡量避免使用過熟的木瓜。這份食譜也用綠蕉粉，多半大型天然食品超市都有得買，綠蕉粉的味道是很宜人的香蕉味，甜度低於香蕉，略微酸澀，一直都是補充抗性澱粉的人氣來源。另外再加一杯無糖零脂肪希臘或冰島優格當作蛋白質來源，和這份食譜也很搭喔。

材料：

純水 ································· 1 杯

冰塊 ································· 1 杯

亞麻籽 ······························ 1 湯匙

生薑泥 ······························ 2 茶匙

檸檬汁 ······························ ½ 顆

RS 食品 ···························· 1 份

綠蕉粉 ······························ ¼ 杯
（可換成 ½ 杯冷凍香蕉）

豌豆蛋白粉或其他蛋白質 ········ 2 份

冷凍或新鮮木瓜（避免過熟）..... 1 杯

新鮮薄荷葉 ··················· ¼ 杯
（另準備一根薄荷葉完成時擺上）

增添風味的甜味劑（甜菊或羅漢）

作法：

將所有原料倒進果汁機，攪打 3 至 5 分鐘，直到質地細緻為止。完成後擺上一根薄荷裝飾，趁冰涼時使用玻璃或鋼鐵材質的粗吸管飲用。

---
tips
- RS 食品可選市售品牌，或其他含有 RS 的食物，例如 ¼ 杯綠蕉粉、½ 杯鷹嘴豆蛋白或第 90 頁裡提到的材料。

胡蘿蔔香料果昔

準備時間：5 分鐘　　成品：2 份

　　這份食譜是我們家的人氣第一名。我太太常用一堆胡蘿蔔榨汁，最後剩下很多殘渣。如果你也有類似狀況，可以使用新鮮紅蘿蔔兩倍分量的紅蘿蔔渣，如果冰箱有完整的胡蘿蔔也可以。只要大致切成 2.5 或 5 公分的塊狀，果汁機攪得動的大小即可。

材料：

純水 ·························· 1 杯	錫蘭肉桂粉 ··················· ½ 茶匙
冰塊 ·························· 1 杯	肉豆蔻粉 ····················· ⅛ 茶匙
RS 食品 ····················· 1 份	無籽葡萄乾 ········· 1 湯匙（可省略）
冷凍香蕉 ····················· ½ 根	豌豆蛋白粉或其他蛋白質........2 份
香草精 ······················· ½ 茶匙	增添風味的甜味劑（甜菊或羅漢）
胡蘿蔔或小胡蘿蔔，切條狀 ·· ½ 杯	

作法：

除了無籽葡萄乾外，其他原料全倒進果汁機，攪拌 3 至 5 分鐘，打到質地細緻為止。丟入無籽葡萄乾，再打幾秒，混勻材料。趁冰涼以玻璃或鋼鐵材質的粗吸管飲用。

---
tips

- RS 食品可選市售品牌，或其他含有 RS 的食物，例如 ¼ 杯綠蕉粉、½ 杯鷹嘴豆蛋白或第 90 頁裡提到的材料。
- 香蕉若連皮攪打，請選有機香蕉。
- 肉豆蔻粉最好是新鮮打好的粉末。

綜合迷迭香石榴汁

準備時間：5分鐘　成品：2份

中世紀盛行一個傳說，如果居家屋外迷迭香叢生，就象徵這個家是女主人掌權。我們家的迷迭香叢生長得很失控，所以我太太肯定就是操控大權的那位。烹飪用迷迭香和裝飾用迷迭香迥然不同，如果你用的是裝飾用迷迭香，分量要減半，而且要有心理準備，味道會帶有松木香氣。

經證實迷迭香能改善認知功能，保護腦細胞不受自由基的壓力干擾。石榴籽亦證實能改善血管健康，對血液循環有好處。石榴是季節性水果，而且老實跟你說，準備起來也挺費工夫。謝天謝地，多數天然食品超市都有賣冷凍石榴籽。

材料：

純水 ·····························1 杯	豌豆蛋白粉或其他蛋白質········2 份
冰塊 ·····························1 杯	洗淨新鮮菠菜葉·····················1 杯
奇亞籽 ·························3 湯匙	剁碎的新鮮迷迭香···········½ 茶匙
石榴籽 ·························½ 杯	增添風味的甜味劑（甜菊或羅漢）
RS 食品 ·······················1 份	

作法：

原料全部倒進果汁機，攪拌 3 至 5 分鐘，直到質地細緻。趁冰涼以玻璃或鋼鐵材質的粗吸管飲用。

---
tips

- RS 食品可選市售品牌，或其他含有 RS 的食物，例如 ¼ 杯綠蕉粉、½ 杯鷹嘴豆蛋白或第 90 頁裡提到的材料。

蘋果肉桂燕麥果昔

準備時間：5分鐘　　**成品**：2份

　　如果你想要提高早晨效率，可以前一晚就先做好果昔。這個果昔無論怎麼做都好喝，但要是預留時間，讓蘋果和燕麥的味道慢慢融合，滋味更美妙。

材料：

純水 …………………………… 1 杯	豌豆蛋白粉或其他蛋白質 …… 2 份
冰塊 …………………………… 1 杯	完整的無鹽烘培杏仁果 …… 2 湯匙
RS 食品 ……………………… 1 份	錫蘭肉桂粉 ………………… ½ 茶匙
去核青蘋果 ………………… ½ 顆	增添風味的甜味劑（甜菊或羅漢）
燕麥碎粒 …………………… ½ 杯	

作法：

把燕麥丟進果汁機攪拌 1 分鐘，打成粉末。倒入剩下的原料，攪拌 3 至 5 分鐘，直到質地細緻。趁冰涼以玻璃或鋼鐵材質的粗吸管飲用。

---
tips
- RS 食品可選市售品牌，或其他含有 RS 的食物，例如 ¼ 杯綠蕉粉、½ 杯鷹嘴豆蛋白或第 90 頁裡提到的材料。
- 燕麥碎粒可改用無麩質傳統燕麥片。

山核桃角豆香蕉果昔

準備時間：5 分鐘　成品：2 份

　　山核桃含有許多豐富營養素，可說是天然的綜合維他命。然而山核桃很可能隨著時間變質，所以不要買山核桃片，挑選山核桃仁，最好大量採購，生的或烘烤過的皆可，然後冰在冷凍庫。

　　稍微經過烘烤的山核桃風味更好，也比較容易消化。烘烤時，把山核桃仁平鋪在烤盤上，以攝氏 120 度溫火烤個 30 分鐘。

材料：

純水 ……………………… 1 杯	烘烤有機角豆粉 …………………… 2 湯匙
冰塊 ……………………… 1 杯	山核桃仁或山核桃片 ………… 2 湯匙
冷凍香蕉 ……………… ½ 根	豌豆蛋白粉或其他蛋白質 ……… 2 份
RS 食品 ………………… 1 份	增添風味的甜味劑（甜菊或羅漢）

作法：

所有原料倒入果汁機，攪打 3 至 5 分鐘，直到質地細緻為止。趁冰涼以玻璃或鋼鐵材質的粗吸管飲用。

──── **tips** ────
- RS 食品可選市售品牌，或其他含有 RS 的食物，例如 ¼ 杯綠蕉粉、½ 杯鷹嘴豆蛋白或第 90 頁裡提到的材料。
- 香蕉若連皮攪打，請選有機香蕉。

超級紅色果昔

準備時間：5分鐘　**成品：**2份

　　這份食譜富含甜菜鹼和多酚，鐵定會弄髒你的上衣。我使用的通常是生甜菜，只須切掉蒂頭，保留根莖和葉子，用於其他地方，並以粗刷仔細洗淨塊根。

材料：

純水 ····························· 1 杯	冷凍石榴籽 ····················· ¼ 杯
冰塊 ····························· 1 杯	豌豆蛋白粉或其他蛋白質 ········ 2 份
亞麻籽 ·························· 1 湯匙	甜菜或生甜菜，汆燙切塊 ······ ½ 杯
RS 食品 ························· 1 份	現磨薑黃或薑黃粉 ············ ½ 茶匙
冷凍去核黑櫻桃 ·················· ¼ 杯	增添風味的甜味劑（甜菊或羅漢）

作法：

所有原料倒進果汁機，攪拌 3 至 5 分鐘，直到質地細滑為止。趁冰涼以玻璃或鋼鐵材質的粗吸管飲用。

---
tips
- RS 食品可選市售品牌，或其他含有 RS 的食物，例如 ¼ 杯綠蕉粉、½ 杯鷹嘴豆蛋白或第 90 頁裡提到的材料。

香蕉南瓜果昔

準備時間：5 分鐘　　**成品**：2 份

　　假期後剩下很多用不著的南瓜？在此提供一個很好的解決方法。如果你還沒吃過香蕉皮，可以製作這個果昔看看是否可以接受。香蕉皮能讓風味更臻完美，亦能增添質地。

材料：

純水 ·························· 1 杯	罐裝南瓜 ······················ ½ 杯
冰塊 ·························· 1 杯	冷凍（有機）香蕉，連皮 ········ ½ 根
RS 食品 ······················ 1 份	豌豆蛋白粉或其他蛋白質······· 2 份
香草精 ····················· ½ 茶匙	增添風味的甜味劑（甜菊或羅漢）
南瓜派香料 ················· ¼ 茶匙	

作法：

所有原料丟進果汁機攪拌 3 至 5 分鐘，直到質地變得細緻。趁冰涼以玻璃或鋼鐵材質的粗吸管飲用。

---
tips
- RS 食品可選市售品牌，或其他含有 RS 的食物，例如 ¼ 杯綠蕉粉、½ 杯鷹嘴豆蛋白或第 90 頁裡提到的材料。

綠色鳳梨可樂達

準備時間：5 分鐘　成品：2 份

　　這杯果昔可是經典口味，但是麻煩跳過萊姆酒不用，好嗎？由於已經有鳳梨，所以這份食譜用的甜味劑分量可能不需要用到其他食譜的分量。我比較喜歡冷凍鳳梨塊，但請選購不添加糖的鳳梨。要是新鮮鳳梨正在特價，通常就是當季水果，光一顆鳳梨的果肉就很豐富，值得買新鮮的回來，部分可以冷凍備用。

材料：

純水 ························· 1 杯	RS 食品 ························· 1 份
冰塊 ························· 1 杯	生薑泥或薑粉 ··············· ½ 茶匙
鳳梨塊 ······················ ¼ 杯	豌豆蛋白粉或其他蛋白質 ······· 2 份
冷凍香蕉 ···················· ½ 根	新鮮椰肉或無糖椰果乾 ······· 2 湯匙
洗淨新鮮菠菜葉 ·············· 2 杯	增添風味的甜味劑（甜菊或羅漢）

作法：

將所有原料倒進果汁機，攪拌 3 至 5 分鐘，直到質地細滑為止。趁冰涼以玻璃或鋼鐵材質的粗吸管飲用。

---

tips

- RS 食品可選市售品牌，或其他含有 RS 的食物，例如 ¼ 杯綠蕉粉、½ 杯鷹嘴豆蛋白或第 90 頁裡提到的材料。
- 香蕉若連皮攪打，請選有機香蕉。

有機角豆薄荷飲

準備時間：5 分鐘　　成品：2 份

這個果昔可是美味組合，如果你手邊正好沒有薄荷葉，也可用一滴食品級薄荷精油代替。

材料：

純水 ······························· 1 杯
冰塊 ······························· 1 杯
RS 食品 ·························· 1 份
冷凍香蕉 ······················· ½ 根
烘烤有機角豆粉 ·············· 1 湯匙

切碎的新鮮薄荷 ··············· 2 湯匙
核桃仁或核桃片 ··············· 2 湯匙
豌豆蛋白粉或其他蛋白質 ····· 2 份
增添風味的甜味劑（甜菊或羅漢）

作法：

將所有原料丟進果汁機，攪拌 3 至 5 分鐘，直到質地細滑為止。趁冰涼以玻璃或鋼鐵材質的粗吸管飲用。

---
tips

- RS 食品可選市售品牌，或其他含有 RS 的食物，例如 ¼ 杯綠蕉粉、½ 杯鷹嘴豆蛋白或第 90 頁裡提到的材料。
- 香蕉若連皮攪打，請選有機香蕉。

夏威夷堅果綠茶

準備時間：5分鐘　**成品**：2份

在西方文化的認知裡，茶只是一種飲品，東方文化卻能夠靈活運用茶的細膩風味，製成甜點和鹹食。在重整療程中，你可以使用去咖啡因綠茶葉，享受綠茶的美好滋味。請選購二氧化碳超臨界處理的低咖啡因茶葉，不要買溶劑萃取品。在維持期間，要是你對咖啡因不會敏感，這道食譜很適合加半茶匙抹茶粉。

材料：

純水 ……………………… 1 杯	夏威夷堅果 ……………………… ⅓ 杯
冰塊 ……………………… 1 杯	去咖啡因綠茶 ………………… 1 包
冷凍香蕉 ………………… ½ 根	豌豆蛋白粉或其他蛋白質……… 2 份
RS 食品 ………………… 1 份	增添風味的甜味劑（甜菊或羅漢）

作法：

將所有原料，包括茶包裡的綠茶丟進果汁機，攪拌 3 至 5 分鐘，直到質地細緻為止。趁冰涼以玻璃或鋼鐵材質的粗吸管飲用。

---
tips

- RS 食品可選市售品牌，或其他含有 RS 的食物，例如 ¼ 杯綠蕉粉、½ 杯鷹嘴豆蛋白或第 90 頁裡提到的材料。
- 香蕉若連皮攪打，請選有機香蕉。

藍莓乳酪果昔

準備時間：5分鐘　成品：2份

　　為了成果的質地著想，這份果昔最好前一晚或至少飲用前一個鐘頭做好。如果你對乳製品不敏感，可嘗試用茅屋乳酪當作蛋白質的來源。

材料：

純水 ⋯⋯⋯⋯⋯⋯ 1 杯	檸檬原汁 ⋯⋯⋯⋯⋯⋯ 1 顆
冰塊 ⋯⋯⋯⋯⋯⋯ 1 杯	RS 食品 ⋯⋯⋯⋯⋯⋯ 1 份
奇亞籽 ⋯⋯⋯⋯⋯⋯ ¼ 杯	豌豆蛋白粉或其他蛋白質⋯⋯2 份
冷凍藍莓 ⋯⋯⋯⋯⋯⋯ ½ 杯	增添風味的甜味劑（甜菊或羅漢）

作法：

將原料全部倒入果汁機，攪拌 3 至 5 分鐘，直到質地細滑為止。趁冰涼以玻璃或鋼鐵材質的粗吸管飲用。

---
tips

- RS 食品可選市售品牌，或其他含有 RS 的食物，例如 ¼ 杯綠蕉粉、½ 杯鷹嘴豆蛋白或第 90 頁裡提到的材料。

冰涼青梅飲

準備時間：5 分鐘　　**成品**：2 份

　　我很愛吃新鮮梅子，偏偏梅子的完美熟度期很短暫，不過要是用在果昔上，就能稍微延長時間，因為即使尚未成熟或過熟都可使用。食譜名稱裡的「青」指的其實是最終成品的顏色，所以不是非要青梅不可，烏梅、紅李、青梅或蜜李都可以，甚至可以用兩顆梅乾取代一顆梅子。

材料：

純水 …………………………… 1 杯	檸檬原汁 ……………………… 1 顆
冰塊 …………………………… 1 杯	新鮮香芹 ……………………… ¼ 杯
RS 食品 ……………………… 1 份	豌豆蛋白粉或其他蛋白質……… 2 份
成熟去核梅子………………… 2 顆	增添風味的甜味劑（甜菊或羅漢）

作法：

將原料全部倒入果汁機，攪拌 3 至 5 分鐘，直到質地細緻為止。趁冰涼以玻璃或鋼鐵材質的粗吸管飲用。

---

tips

- RS 食品可選市售品牌，或其他含有 RS 的食物，例如 ¼ 杯綠蕉粉、½ 杯鷹嘴豆蛋白或第 90 頁裡提到的材料。

柳橙奇異果香菜葉汁

準備時間：5分鐘　成品：2份

　　和所有綠色蔬菜一樣，香菜葉具有強效解毒作用，不過香菜葉可能是最強效的一種。香菜葉就是我們稱作香菜籽的植物的葉子。不幸的是，約15%的人類基因組合會讓食用者覺得香菜葉帶有肥皂味，但香菜籽就不會。製作這道果昔給朋友或客人喝前，請先詢問對方能否接受香菜葉，畢竟對討厭香菜葉的人來說，即使只加了一點香菜葉，還是可能毀了一整份果昔。

材料：

純水 ……………………………1 杯	豌豆蛋白粉或其他蛋白質………2 份
冰塊 ……………………………1 杯	新鮮香菜葉 ……………………… ⅓ 杯
葵花籽 …………………………2 湯匙	生薑泥或薑粉………………… ½ 茶匙
奇異果，削皮………………………1 顆	柳橙，削到露出白色部分………1 顆
綠蕉粉 …………………………1 湯匙	增添風味的甜味劑（甜菊或羅漢）
RS 食品 …………………………1 份	

作法：

將所有原料倒入果汁機，攪拌3至5分鐘，直到質地細滑。趁果昔仍冰涼，以玻璃或鋼鐵材質的粗吸管飲用。

---
tips

- RS 食品可選市售品牌，或其他含有 RS 的食物，例如 ¼ 杯綠蕉粉、½ 杯鷹嘴豆蛋白或第 90 頁裡提到的材料。

桃子玫瑰露

準備時間：5分鐘　**成品**：2份

　　通常大型超市、東印度或中東雜貨店都買得到玫瑰露。玫瑰露本身風味十足，所以值得你大費周章去找。食品級玫瑰精油也可以，但很容易一不小心就倒太多。如果你要加精油，可用牙籤尖沾取精油，然後在果汁機上方往沾有精油的牙籤倒入水。

材料：

純水 ……………………… ½ 杯	RS 食品 ……………………… 1 份
冰塊 ……………………… 1 杯	豌豆蛋白粉或其他蛋白質……2 份
玫瑰露 …………………… ½ 杯	增添風味的甜味劑（甜菊或羅漢）
成熟去核桃子………………1 顆	白芝麻 ……………………2 湯匙

作法：

將原料全部倒入果汁機，攪拌 3 至 5 分鐘，直到質地變得細緻。趁冰涼以玻璃或鋼鐵材質的粗吸管飲用。

---

tips

- RS 食品可選市售品牌，或其他含有 RS 的食物，例如 ¼ 杯綠蕉粉、½ 杯鷹嘴豆蛋白或第 90 頁裡提到的材料。

冰涼梅子萊姆汁

準備時間：5 分鐘　　**成品**：2 份

　　這又是一種運用新鮮梅子的好方法。梅子含有叫作二羥苯基靛紅的天然溫和通便劑，可預防肝臟吸收膽汁。這個食譜也使用小茴香籽，如果你是容易脹氣或排氣的體質，可以試試小茴香，或許能減緩症狀。小茴香會讓果昔多出一股淡淡的甘草／八角氣味，如果你討厭這種味道，不加小茴香也沒有關係。

材料：

純水 ······················· 1 杯	萊姆原汁 ····················· 1 顆
冰塊 ······················· 1 杯	小茴香籽（可省略）··········· 1 茶匙
綠蕉粉 ···················· 1 湯匙	豌豆蛋白粉或其他蛋白質········ 2 份
成熟去核梅子 ················ 1 顆	增添風味的甜味劑（甜菊或羅漢）
RS 食品 ···················· 1 份	

作法：

將所有原料倒進果汁機，攪打 3 至 5 分鐘，直到質地細緻。趁冰涼以玻璃或鋼鐵材質的粗吸管飲用。

---

tips

- RS 食品可選市售品牌，或其他含有 RS 的食物，例如 ¼ 杯綠蕉粉、½ 杯鷹嘴豆蛋白或第 90 頁裡提到的材料。

黑莓杏仁奇亞籽果昔

準備時間：5分鐘　**成品**：2份

　　跟本書裡的幾種食譜一樣，如果加了杏仁精可以更加分。有個朋友問我，為何不明確說明要使用天然杏仁精，簡短回答如下：因為不重要。杏仁裡的純正杏仁味道來自一種名叫苯甲醛的合成物，而苦杏仁裡含有最多苯甲醛。（有不少其他植物也含有少量苯甲醇，例如肉桂。）大多天然杏仁精都是來自苦杏仁，真正令人擔憂的是，萃取過程中，少許氰化物難免會殘留在最終成品，如果你一口氣灌下幾罐天然杏仁精，可能會對身體造成危害。而人工杏仁精其實也來自苯甲醛，只是少了氰化物。

　　哪一種比較好？杏仁或杏仁精裡的苯甲醛劑量完全無害，因此人工和天然杏仁精並沒有差。可以找化學物質或防腐劑含量較低的天然杏仁精，否則兩者其實口感一樣，也無毒害。（但如果你擔心家人會無節制豪飲，人工杏仁精可能比較安全。）

　　如果你正在進行重整療程，本食譜請切勿使用鷹嘴豆蛋白和甜味劑。

材料：

純水 ⋯⋯⋯⋯⋯⋯⋯⋯⋯⋯⋯ 1 杯　　RS 食品 ⋯⋯⋯⋯⋯⋯⋯⋯⋯ 1 份

冰塊 ⋯⋯⋯⋯⋯⋯⋯⋯⋯⋯⋯ 1 杯　　新鮮或冷凍黑莓 ⋯⋯⋯⋯⋯⋯ 1 杯

奇亞籽 ⋯⋯⋯⋯⋯⋯⋯⋯⋯ ¼ 杯　　豌豆蛋白粉或其他蛋白質 ⋯⋯ 2 份

杏仁精 ⋯⋯⋯⋯⋯⋯⋯⋯ ½ 茶匙　　增添風味的甜味劑（甜菊或羅漢）

作法：

將所有原料倒入果汁機，攪拌 3 至 5 分鐘，直到質地細緻。趁冰涼以
玻璃或鋼鐵材質的粗吸管飲用。

┌─ tips ───┐

• RS 食品可選市售品牌，或其他含有 RS 的食物，例如 ¼ 杯綠蕉粉、½
杯鷹嘴豆蛋白或第 90 頁裡提到的材料。

└──┘

藍莓萊姆果昔

準備時間：5 分鐘　**成品**：2 份

　　如果你手邊正好沒有藍莓，也可以用其他種類的莓果代替。別忘了最後撒上一小撮海鹽，錦上添花。

材料：

純水 ··························· 1 杯	香草精 ····················· ½ 茶匙
冰塊 ··························· 1 杯	粗海鹽 ····················· 1 小撮
RS 食品 ····················· 1 份	萊姆榨成的萊姆汁 ············· 2 顆
冷凍藍莓 ····················· 1 杯	豌豆蛋白粉或其他蛋白質 ······· 2 份
萊姆皮 ······················· 1 顆	增添風味的甜味劑（甜菊或羅漢）
奇亞籽 ····················· 1 湯匙	

作法：

除了海鹽，剩餘原料全扔進果汁機，攪拌 3 至 5 分鐘，直到質地細緻為止。倒入杯中，表面撒上海鹽。趁冰涼以玻璃或鋼鐵材質的粗吸管飲用，用吸管稍微拌開海鹽。

---

tips

- RS 食品可選市售品牌，或其他含有 RS 的食物，例如 ¼ 杯綠蕉粉、½ 杯鷹嘴豆蛋白或第 90 頁裡提到的材料。

血橙葵花籽果昔

準備時間：5分鐘　成品：2份

顏色越鮮豔的食物，具保護作用的植物營養素就越豐富，血橙也是其中一例。有份白老鼠實驗研究指出，血橙具備能降低脂肪肝的特殊療效，而脂肪肝正好就是阻塞肝臟的脂肪。請做好心理準備，血橙除了富濃郁的柳橙味道，還帶有淡淡的覆盆子香氣。血橙果皮較不好剝，這也很正常。和所有柑橘類水果一樣，盡量保留少許白色中果皮，因為中果皮是強效類生物黃鹼素的主要來源，像是能促進肝臟健康和血管健全的甲基苯基苯乙烯酮。

製作這份果昔前，可以試著烘烤葵花籽。購買生葵花籽，平攤在烤盤上，然後以攝氏 105 度低溫烘焙 20 分鐘，再用一個玻璃密封容器儲藏於冷凍庫。

材料：

純水 ································· 1 杯	豌豆蛋白粉或其他蛋白質 ········ 2 份
冰塊 ································· 1 杯	葵花籽，最好事先烘烤 ········ 2 湯匙
RS 食品 ···························· 1 份	生薑泥或薑粉 ·················· ¼ 茶匙
剝皮血橙（保留部分白色中果皮）1 顆	增添風味的甜味劑（甜菊或羅漢）

作法：

將所有原料扔進果汁機，攪拌 3 至 5 分鐘，直到質地細緻。趁冰涼以玻璃或鋼鐵材質的粗吸管飲用。

---
tips
- RS 食品可選市售品牌，或其他含有 RS 的食物，例如 ¼ 杯綠蕉粉、½ 杯鷹嘴豆蛋白或第 90 頁裡提到的材料。

黑森林櫻桃果昔

準備時間：5 分鐘　　**成品**：2 份

　　請牢記一個原則：凡是會弄髒你的食物，對健康就越有益處。講到新陳代謝，弄得髒兮兮是好事，染紅更是特別好。研究顯示，櫻桃裡的花青素有助於肝臟運用儲存的三酸甘油酯，並可消除常引起關節疼痛的尿酸堆積。

材料：

純水 ························· 1 杯

冰塊 ························· 1 杯

RS 食品 ····················· 1 份

洗淨新鮮菠菜葉 ············· 1 杯

連皮冷凍香蕉（有機）············ ½ 根

冷凍去核黑櫻桃 ··············· ½ 杯

烘烤有機角豆粉 ··············· 2 湯匙

豌豆蛋白粉或其他蛋白質 ······· 2 份

增添風味的甜味劑（甜菊或羅漢）

作法：

將原料全部丟進果汁機，攪拌 3 至 5 分鐘，直到質地細緻。趁冰涼以玻璃或鋼鐵材質的粗吸管飲用。

> **tips**
> • RS 食品可選市售品牌，或其他含有 RS 的食物，例如 ¼ 杯綠蕉粉、½ 杯鷹嘴豆蛋白或第 90 頁裡提到的材料。

綠色能量果昔

準備時間：5 分鐘　　**成品**：2 份

綠色蔬菜有可能吃過量嗎？是有可能，但對大多數的人來說這都不是潛在風險。講到預防毒素從腸道繞回血液，葉綠素的功效無人可及。這份綠色果昔既美味，又是補充綠色蔬菜的好方法。很多超市都有賣「能量綠色蔬果」，也就是清洗整理過的綜合綠色蔬菜組合。如果你找不到這種綜合綠色蔬菜，可以試著自行組合菠菜、唐萵苣、芥藍，單用菠菜也可以。

材料：

純水 ······························ 1 杯	RS 食品 ························· 1 份
冰塊 ······························ 1 杯	綜合綠色蔬菜 ·················· 3 杯
新鮮香芹 ·················· ⅓ 杯	豌豆蛋白粉或其他蛋白質 ······2 份
冷凍香蕉 ·················· ½ 根	增添風味的甜味劑（甜菊或羅漢）
中型酪梨，剝皮去核············ ½ 顆	

作法：

將原料全部丟進果汁機，攪拌 3 至 5 分鐘，直到質地細緻。趁冰涼以玻璃或鋼鐵材質的粗吸管飲用。

---

tips
- RS 食品可選市售品牌，或其他含有 RS 的食物，例如 ¼ 杯綠蕉粉、½ 杯鷹嘴豆蛋白或第 90 頁裡提到的材料。
- 香蕉若連皮攪打，請選有機香蕉。

覆盆子虎堅果飲

準備時間：5分鐘　**成品**：2份

　　以植物學的角度出發，虎堅果不算堅果，說它是小馬鈴薯乾還比較恰當。虎堅果富含抗性澱粉、各式各樣的纖維、鋅和錳等礦物質，是各種野草的膨脹根莖或塊莖。現今科學家認為這種塊莖是早期人類的主食之一。

　　市面上買得到帶皮和無皮的虎堅果，兩種都很好吃，不過虎堅果的皮纖維豐富。如果你把虎堅果當零食吃，就不必先泡水，不過泡過水會較容易咀嚼。至於果昔，如果你的果汁機夠勇猛，倒也不必事先泡水。

材料：

虎堅果	½ 杯	RS 食品	1 份
純水	1 杯	新鮮或冷凍覆盆子	1 杯
冰塊	1 杯	豌豆蛋白粉或其他蛋白質	2 份
綠蕉粉	1 湯匙	增添風味的甜味劑（甜菊或羅漢）	

作法：

將虎堅果丟進果汁機攪打 2 分鐘，打成粉末。加入其他原料，攪拌 3 至 5 分鐘，直到質地細緻。趁冰涼以玻璃或鋼鐵材質的粗吸管飲用。

---
tips
- RS 食品可選市售品牌，或其他含有 RS 的食物，例如 ¼ 杯綠蕉粉、½ 杯鷹嘴豆蛋白或第 90 頁裡提到的材料。

薄荷巴西堅果果昔

準備時間：5分鐘　**成品**：2份

　　巴西堅果是最無敵的硒來源，不過每顆堅果的硒含量各不相同，低可低至 30 微克，高則可至 110 微克。每日一、兩顆巴西堅果，就是除了飲食和保健食品外的簡易健康保險單。

材料：

純水 ……………………………… 1 杯	連皮冷凍香蕉（有機）………… ½ 根
冰塊 ……………………………… 1 杯	食品級薄荷精油 …………… 1 ～ 3 滴
巴西堅果 ……………………… 2 顆	豌豆蛋白粉或其他蛋白質 …… 2 份
RS 食品 ……………………… 1 份	增添風味的甜味劑（甜菊或羅漢）

作法：

將所有原料丟進果汁機，攪拌 3 至 5 分鐘，直到質地細緻。趁冰涼以玻璃或鋼鐵材質的粗吸管飲用。

---
tips

- RS 食品可選市售品牌，或其他含有 RS 的食物，例如 ¼ 杯綠蕉粉、½ 杯鷹嘴豆蛋白或第 90 頁裡提到的材料。

核桃有機角豆果昔

準備時間：5分鐘　　**成品**：2份

　　信我一句話：只要不添加鹽，黑豆本身其實不具特殊風味，反而還能帶出布朗尼的質地和色澤。另外，黑豆也是纖維和類生物黃鹼素最豐富的來源之一。

材料：

純水 ………………………… 1 杯　　連皮冷凍香蕉（有機）………… ½ 根

冰塊 ………………………… 1 杯　　烘烤有機角豆粉 ……………… 2 湯匙

核桃仁 …………………… ½ 杯　　豌豆蛋白粉或其他蛋白質 …… 2 份

RS 食品 …………………… 1 份　　增添風味的甜味劑（甜菊或羅漢）

無鹽罐裝或水煮黑豆 ………… ½ 杯
（濾掉水分，以清水沖洗）

作法：

將原料全部丟進果汁機，攪拌 3 至 5 分鐘，直到質地細緻。趁冰涼以玻璃或鋼鐵材質的粗吸管飲用。

---
tips

- RS 食品可選市售品牌，或其他含有 RS 的食物，例如 ¼ 杯綠蕉粉、½ 杯鷹嘴豆蛋白或第 90 頁裡提到的材料。

檸檬羅勒果昔

準備時間：5 分鐘　成品：2 份

羅勒永遠都是不會出錯的選擇。羅勒是一種強效的調理劑和鎮定劑，具有效減緩長期壓力的療效，也是一種很好的抗病毒免疫補品。覺得自己快要感冒時，趕快做這杯果昔，同時製作一些留作晚餐的青醬。

材料：

純水	1 杯	新鮮羅勒葉	8 片
冰塊	1 杯	檸檬原汁	1 顆
RS 食品	1 份	增添風味的甜味劑（甜菊或羅漢）	
連皮冷凍香蕉（有機）	½ 根		

作法：

原料全部丟進果汁機，攪拌 3 至 5 分鐘，直到質地細緻。趁冰涼以玻璃或鋼鐵材質的粗吸管飲用。

---

tips

• RS 食品可選市售品牌，或其他含有 RS 的食物，例如 ¼ 杯綠蕉粉、½ 杯鷹嘴豆蛋白或第 90 頁裡提到的材料。

小荳蔻桃子果昔

準備時間：5 分鐘　**成品**：2 份

___

　　跟其他有核水果一樣，新鮮桃子的最佳熟成期也很短。你可以買冷凍桃子，但要是手邊有很多桃子，也可自己冰凍備用。小荳蔻和桃子幾乎一直都是最佳拍檔，小荳蔻是廣泛使用於東印度料理的香料，但到了世界其他角落卻幾乎乏人問津。小荳蔻在阿育吠陀醫學裡是一種特殊藥物，可以分解膽汁沈澱物和堆積於肝臟的脂肪。小荳蔻籽的粉末也有同樣效果，而裝著籽的小荳蔻莢往往帶有一種新鮮香氣。

材料：

純水 ………………………… 1 杯　　小荳蔻莢裡的籽 …………… ½ 茶匙

冰塊 ………………………… 1 杯　　奇亞籽 …………………… 2 湯匙

RS 食品 …………………… 1 份　　增添風味的甜味劑（甜菊或羅漢）

成熟去核桃子………………… 1 顆

作法：

將原料全部丟進果汁機，攪拌 3 至 5 分鐘，直到質地細緻。趁冰涼以玻璃或鋼鐵材質的粗吸管飲用。

___
tips
- RS 食品可選市售品牌，或其他含有 RS 的食物，例如 ¼ 杯綠蕉粉、½ 杯鷹嘴豆蛋白或第 90 頁裡提到的材料。
___

Chapter 8

晚餐和
無限吃零食食譜

快速碗公餐

碗公餐絕對是變化最多樣的一種料理,不但可以隨心所欲決定分量,還可加入各種美味食材,想要多一點蔬菜也好,多一點飯也罷,不論想怎麼吃,這道美味晚餐料理沒有正規作法。

十分鐘炙烤鮭魚碗公餐

備料時間：35 分鐘（包括煮糙米）　**烹調時間**：10 分鐘　**成品**：1 人份

　　魚肉要是煮太久，口感就可能變得猶如橡膠，烹調鮭魚的祕訣就是不要煮到全熟，這樣一來裝入碗公裡組合時，鮭魚就能靠鍋子的餘溫持續「燜煮」。

材料：

酪梨油

全穀第戎芥末	1 湯匙	鮭魚排	1 塊（112 ～ 168 公克）
檸檬原汁	½ 顆	煮熟的溫熱糙米	½ ～ ¾ 杯
大蒜，搗碎	2 顆	鹽巴和胡椒	適量

其他可用配料 ：

- 蘿蔔條
- 新鮮嫩菠菜
- 小黃瓜條
- 胡蘿蔔條

- 大蔥
- 豆芽
- ⅓ 酪梨條

作法：

1. 於長柄煎鍋表面噴灑一層酪梨油，以中火熱鍋。

2. 碗內倒入芥末、檸檬汁、大蒜，然後將調好的醬料均勻塗抹在鮭魚片上。

3. 鮭魚皮的那面朝上，放進鍋內煎 3 至 7 分鐘（視魚排厚度而定），接著翻面，若有必要可在鍋內再加少許油，煎 2 至 5 分鐘，或是煎到鮭魚肉變韌、快要全熟。

4. 將溫熱糙米倒進碗公，擺上鮭魚，再盡量加入你想吃的配料，用鹽巴和胡椒調味，然後大快朵頤。

$\boxed{\text{全素版本}}$

可以考慮闊恩牌（Quorn）的無大豆素雞排或有機非基改板豆腐，代替鮭魚。也可以用高蛋白粉多調一杯飲料，當作晚餐補給。

亞洲風味雞肉碗公餐

備料時間：35 分鐘（包括煮糙米）　**烹調時間**：10 至 15 分鐘　**成品**：1 人份

只需運用幾個基本材料，就可以用這個食譜快速變出一頓簡單又美味的餐點。你只需要一顆拳頭大小的雞肉、調味料、青江菜等美味蔬菜。趕時間嗎？可以先煮好糙米，這樣烹調時間就只需要 10 分鐘。

材料：

酪梨油

大蒜……………………1 或 2 顆	洋蔥粉…………………… ½ 茶匙
生薑末……………………1 茶匙	碎腰果…………………… 1½ 湯匙
白蘑菇片………………500 公克	溫熱熟糙米…………… ½ ～ ¾ 杯
水煮雞肉條………………1 杯	青蔥，切碎………………1 或 2 支
醬油……………………1 湯匙	生胡蘿蔔條或絲…………… ¾ 杯
青江菜，切小塊………3 或 4 根	鹽巴和胡椒……………………適量

作法：

1. 長柄煎鍋表面灑上一層酪梨油，以中大火熱鍋。

2. 倒入大蒜和薑末，爆香 30 至 60 秒，炒軟後加入青江菜梗、白蘑菇，炒 2 分鐘至菜梗變軟。倒進青江菜葉，再炒 3 分鐘，炒到蘑菇顏色變深。

3. 另取一煎鍋，灑上酪梨油，倒入雞肉、醬油、洋蔥粉，拌勻材料，約煎 5 分鐘，煎到熟為止（若是使用雞肉絲，請煎到肉絲溫熱）。

4. 將糙米、青江菜、雞肉倒進碗裡，表面撒上青蔥、胡蘿蔔、腰果，灑少許鹽巴和胡椒調味。

|全素版|

可以用非基改有機製造的天貝、豆腐或毛豆代替雞肉，也可用螺旋藻或營養酵母，或是用高蛋白粉多調一杯飲料，當作晚餐補給。

發芽杏仁魚墨西哥玉米餅碗公餐

備料時間：5 分鐘　**烹調時間**：10 分鐘　**成品**：1 人份

這道食譜是味道簡單卻新鮮的經典墨西哥菜，不是你在速食餐廳吃得到的墨西哥料理，這個版本清爽，與眾不同，卻很有飽足感，發芽杏仁更能為這道菜增添口感。

材料：

酪梨油

發芽杏仁，搗碎⋯⋯⋯⋯⋯⋯⋯⋯ 1 杯

萊姆 ⋯⋯⋯⋯⋯⋯⋯⋯⋯⋯⋯⋯⋯ 1 顆

白魚排 ⋯⋯⋯⋯ 1 塊（112 ～ 168 公克）

萵苣條 ⋯⋯⋯⋯⋯⋯⋯⋯⋯⋯⋯⋯ 2 杯

洋蔥條 ⋯⋯⋯⋯⋯⋯⋯⋯⋯⋯⋯ 1 小顆

新鮮剁碎的香菜葉（可省略）

中型番茄 ⋯⋯⋯⋯⋯⋯⋯⋯⋯⋯ 1 顆

米製墨西哥薄餅，撕小塊 ⋯⋯ 兩份

鹽巴和胡椒 ⋯⋯⋯⋯⋯⋯⋯⋯⋯ 適量

罐頭花豆或水煮花豆⋯⋯⋯⋯ ½ 杯
（瀝乾水分，過水清洗）

作法：

1. 長柄煎鍋表面灑上一層酪梨油，以中大火熱鍋。將杏仁平鋪在另外的盤內。

2. 白魚表面擠上半顆萊姆汁，按摩讓魚肉吸收萊姆汁，然後鋪在杏仁上。把魚肉擺上已經溫熱的煎鍋，煎 3 至 5 分鐘。魚肉翻面，再灑上少許油，煎 3 至 5 分鐘或至魚肉熟透，肉可輕易剝落即可。

3. 將花豆、萵苣、洋蔥放進碗裡，加入番茄，然後以叉子將魚肉剝成片狀，倒入碗裡。在碗公表面撒上米製墨西哥薄餅，擠入剩餘半顆萊姆汁，灑上鹽巴和胡椒調味，如果要加香菜葉請這時加入，不敢吃的人可省略。

[全素版]

可以使用非基改有機板豆腐取代魚肉，或是用高蛋白粉多調一杯飲料，當作晚餐補給。

[小撇步]

番茄切成 1 公分左右的細條。

雞肉蘋果番茄沙拉

準備時間：10 分鐘　　**成品**：2 人份

　　這份食譜乍看之下有點不尋常，以番茄條當沙拉底，上面鋪一層美味雞肉和蘋果沙拉，清爽風味讓午餐有別以往。如果你選用優格，可在沙拉裡加入少許健康脂肪，譬如搭配 8 顆杏仁或 ⅓ 顆酪梨。

材料：

煮熟的雞肉丁 ·························2 杯　　　熟番茄，切成 1 公分條狀 ········2 顆

蘋果去核切丁 ·····················1 小顆　　　鹽巴和胡椒 ····························適量

青蔥剁碎 ·····························2 支　　　剁碎的香菜葉（可省略）

無蛋美乃滋 ·························2 湯匙
（可改為零脂肪高蛋白原味優格）

作法：

1. 碗裡混勻雞肉、蘋果、青蔥，如果想要，也可加香菜葉，然後倒入美乃滋，均勻攪拌，讓美乃滋完全裹上沙拉料。

2. 在空盤上鋪好番茄條，再用湯匙挖出沙拉料，疊在番茄條上，灑上鹽巴和胡椒調味，如果想要，最後可以再撒上少許香菜葉。

　全素版

可以把雞肉換成闊恩牌的無大豆滑嫩無骨嫩雞肉或無調味的非基改有機天貝，也可用全素美乃滋，例如 Veganaise 牌的素蛋黃醬，或是用高蛋白粉多調一杯飲料，當作晚餐補給。

　沒吃完怎麼辦

如果雞肉沙拉沒吃完，可以包好冷藏當作隔日午餐，最多只需要再準備一顆番茄。

藜麥萵苣捲餅

備料時間：10 分鐘　**烹調時間**：15 分鐘　**成品**：4 人份

　　你們家每逢週二就會做墨西哥玉米餅嗎？這可是我們全家人最開心的一天，我們喜歡利用這個機會大玩創意，享受不同拉丁風味。墨西哥玉米餅之所以好，是因為含有優質蛋白質和纖維。滋味清爽，很適合夏天，不過老實說一整年吃都很適合啦。

材料：

藜麥洗淨 ···························· 1 杯

酪梨油 ···························· 2 湯匙

剁碎大蒜 ···························· 3 顆

紅洋蔥，切成細條 ············· ½ 顆

海鹽 ···························· 1 小撮

黑豆 ···························· 420 公克
（瀝乾水分、過水清洗）

罐裝或冷凍玉米粒 ················· 1 罐
（有機，瀝乾水分或解凍）

紅椒切細條 ······················ 1 杯

煮好的（有機）雞肉條 ············· 2 杯

墨西哥玉米餅調味料（不含味精）····
···························· 2 湯匙

萊姆原汁 ···························· 1 顆

檸檬原汁 ···························· 1 顆

新鮮切碎的香菜葉 ················· ⅓ 杯

現磨孜然籽（或孜然粉）········ 1 茶匙

奶油萵苣 ···························· 1 顆

現磨胡椒 ···························· 適量

其他可用配料：

墨西哥辣椒條 ···················· ½ 杯

羅馬（李子）番茄，切丁 ········· 2 顆

中型酪梨，切丁 ···················· 1 顆

綠辣椒 ···················· 1 罐（112 公克）

作法：

1. 根據包裝說明水煮藜麥。

2. 煮藜麥的同時，將酪梨油、大蒜、紅洋蔥、鹽巴和胡椒倒入大型長柄煎鍋，開中火炒 8 分鐘，或者炒到飄出香味。

3. 倒入藜麥、黑豆、玉米粒、紅椒、雞肉，拌炒至食材冒煙，拌入墨西哥玉米餅調味料、萊姆和檸檬汁，最後撒上香菜葉和孜然。

4. 拿一片萵苣葉，挖出少許剛煮好的藜麥，擺在萵苣葉中央，加入你選擇的調味，捲起萵苣葉的邊緣，包成捲餅，立刻開動。

全素版

可以把雞肉換成非基改天貝，或是用高蛋白粉多調一杯飲料，當作晚餐補給。

沒吃完怎麼辦

如果還有剩下藜麥餡料，包好冷藏，隔天再捲成墨西哥玉米餅吃掉。

健康火雞萵苣捲

備料時間：5 分鐘　**烹調時間**：15 分鐘
成品：製作 12 或 16 個萵苣捲，也可做 4 人份

　　萵苣捲是攝取優質蛋白質、享用一頓輕盈快速美食的好方法。請記得，當你展開健康飲食時，可以運用一些小訣竅，將先前最愛的「療癒系」美食改成健康版，不但可以吃得健康，同時能更享受美食。而這個訣竅其實就是加入煮好的米飯！分配好餡料、包入萵苣捲時，火雞和米飯的比例要是 1：1，最後嚐到的味道就會既清脆又可口。

材料：

醬料

伊甸牌（Eden）無麩質照燒醬‥⅔ 杯	大蒜粒 ⋯⋯⋯⋯⋯⋯⋯⋯⋯⋯ ½ 茶匙
水 ⋯⋯⋯⋯⋯⋯⋯⋯⋯⋯⋯⋯⋯⋯⋯⋯ ⅔ 杯	洋蔥粉 ⋯⋯⋯⋯⋯⋯⋯⋯⋯⋯ ½ 茶匙
木糖醇 ⋯⋯⋯⋯⋯⋯⋯⋯⋯⋯⋯ 1 湯匙	薑粉 ⋯⋯⋯⋯⋯⋯⋯⋯⋯⋯⋯⋯ ¼ 茶匙
芥末粉 ⋯⋯⋯⋯⋯⋯⋯⋯⋯⋯⋯ ½ 茶匙	甜辣醬 ⋯⋯⋯⋯⋯⋯⋯⋯⋯⋯ 1½ 湯匙

菜捲

酪梨油 ⋯⋯⋯⋯⋯⋯⋯⋯⋯⋯⋯ 1 湯匙	瘦火雞絞肉（有機）⋯⋯⋯⋯450 公克
切細的胡蘿蔔（約兩根中型）⋯⋯ 1 杯	青蔥 ⋯⋯⋯⋯⋯⋯⋯⋯⋯⋯⋯⋯⋯ 3 條
切塊西洋芹（約一根）⋯⋯⋯⋯⋯ 1 杯	煮熟糙米 ⋯⋯⋯⋯⋯⋯⋯⋯⋯⋯ 2 杯
切塊白蘑菇 ⋯⋯⋯⋯⋯⋯⋯⋯⋯ 1 杯	奶油萵苣葉 ⋯⋯⋯⋯⋯⋯ 12 〜 16 片
海鹽和胡椒 ⋯⋯⋯⋯⋯⋯⋯⋯⋯ 適量	（多準備一點，以備撕破等不時之需，也可用結球萵苣葉）

作法：

醬料製作

取一小平底深鍋拌入所有材料，中火加熱至食材稍微沸騰。不時拌炒4分鐘，直至變得濃稠，然後關火。

準備菜捲

1. 取一大平底深鍋或長柄煎鍋，倒入油，以中大火熱油，直到水珠滴入會滋滋作響的程度，加入胡蘿蔔、西洋芹和白蘑菇，拌炒至食材全裹上油，再稍微用鹽巴和胡椒調味，拌炒蔬菜，不時翻炒約6分鐘，或炒到蔬菜變軟為止。

2. 把火雞肉倒入鍋子，邊炒邊用小鏟子壓散火雞肉，稍微用鹽巴和胡椒調味，加入青蔥，拌炒5至6分鐘，或炒到肉熟透。

3. 瀝掉鍋裡的火雞湯汁，倒入 ½ 杯醬料，攪拌至混勻為止，若還需要醬料，可再加入。

4. 將萵苣葉擺在流理臺，鋪上一層米飯及些許火雞肉，捲起萵苣葉，把剩餘醬料當作沾醬配著吃。

[全素版]

可以把火雞肉換成清脆的有機非基改天貝，或是用高蛋白粉多調一杯飲料，當作晚餐補給。

[沒吃完怎麼辦]

剩餘的火雞配料分開蓋好冷藏，隔日可再包成萵苣捲。

南瓜沙拉

備料時間：10 分鐘　**烹調時間**：30 分鐘　**成品**：1 人份

無論你是想要一份容易準備的食譜，或是想找一份速成食譜，這道南瓜沙拉都是最佳解答。最棒的是你可以視季節而定，將南瓜換成奶油南瓜，這樣一來，一年四季都能吃到這道料理。

材料：

酪梨油 …………………………2 茶匙	檸檬汁 ………………………… 1½ 茶匙
南瓜或奶油南瓜丁…………………5 杯	切碎的核桃 ………………………… ½ 杯
鹽巴和胡椒 ……………………適量	芝麻葉 …………………………………8 杯
新鮮柳橙汁 ……………………2 湯匙	新鮮藍莓或覆盆子……………… ½ 杯
夏威夷堅果油（葡萄籽油）‥ 1½ 茶匙	去皮雞胸肉絲，煮熟放涼 ……2 塊

作法：

1. 以攝氏 230 度預熱烤箱。
2. 取一只碗，倒入南瓜丁和酪梨油，撒上胡椒和鹽巴調味。將南瓜鋪在烤盤上，烤 15 分鐘，南瓜丁翻面，繼續烤 15 分鐘，烤至變軟而金黃微焦。
3. 放涼南瓜同時，取一只大碗攪拌柳橙汁、夏威夷堅果油、檸檬汁，倒入核桃和芝麻葉，與剛調好的湯汁攪拌均勻，再以鹽巴和胡椒調味。
4. 倒入莓果、雞肉、南瓜，稍微翻攪一下，馬上開動。

全素版

可以把雞肉換成闊恩牌的無大豆素雞排，或是用高蛋白粉多調一杯飲料，當作晚餐補給。

美味沙拉罐

備料時間：10分鐘　成品：1人份

　　沙拉罐簡單、健康又可口，就連賣相都很厲害！這道餐點之所以獲得高分，是因為製作快速，可以讓你馬上出門。最棒的一點是什麼？沙拉杯的分量已經是預先準備好的，你也可以隨性發揮創意！如果你想用米飯或馬鈴薯取代鷹嘴豆，就用吧！隨心玩轉食材，只要顏色盡可能保持繽紛就好。

材料：

任選沙拉醬 ⋯⋯⋯⋯⋯⋯⋯2 湯匙	烤紅椒，去籽去核 ⋯⋯⋯⋯⋯1 顆
梅森寬口玻璃罐 ⋯⋯⋯⋯⋯⋯1 個	小橄欖，去核 ⋯⋯⋯⋯⋯2 或 3 顆
葡萄或小番茄 ⋯⋯⋯⋯⋯500 毫升 （裝滿 500 毫升容器的量）	芝麻葉，洗淨擦乾 ⋯⋯⋯⋯60 公克
	新鮮菠菜，洗淨擦乾 ⋯⋯⋯60 公克
水煮或罐裝鷹嘴豆 ⋯⋯⋯⋯⋯ ½ 杯 （瀝乾水分，過水沖洗）	水煮雞肉絲 ⋯⋯⋯⋯⋯⋯⋯⋯1 杯
	核桃切碎 ⋯⋯⋯⋯⋯⋯⋯3 或 4 顆

作法：

將沙拉醬倒入梅森寬口玻璃罐的底部，依序疊上食材，順序如下：小番茄、鷹嘴豆、烤紅椒、橄欖、芝麻葉、菠菜、雞肉、核桃。可以把沙拉醬裝在小容器裡攜帶，要吃時再倒入沙拉醬。沙拉罐照理說可以存放 3 至 4 天，但還是在 1、2 天內吃掉最好。

全素版

可以把雞肉換成闊恩牌的無大豆素雞排或非基改有機板豆腐，或是用高蛋白粉多調一杯飲料，當作晚餐補給。

涼拌馬鈴薯甜菜鮮蔬沙拉

備料時間：10 分鐘　　**烹調時間**：45 分鐘　　**成品**：2 人份

　　這道料理是死忠甜菜粉絲的終極沙拉，裡面滿滿各式各樣的美好蔬菜，完全不需動用烤箱，也很容易製作。添加蒔蘿可以增添濃郁風味，你可以預先準備甜菜、馬鈴薯、胡蘿蔔，由於這道沙拉是冷食，所以很容易帶著走。

材料：

中型紅甜菜或黃金甜菜…………2 顆
（修去甜菜頭）

中型育空黃金馬鈴薯…………3 顆

中型胡蘿蔔，切 1 公分片狀…2 顆

隨意切好的紅洋蔥 …………… 1 杯

切過的天然蒔蘿醃黃瓜………½ 杯
（例如芭比絲牌〈Bubbies〉醃黃瓜）

切好的新鮮蒔蘿………………… ¼ 杯

夏威夷堅果油或葡萄籽油…… ¼ 杯

紅酒醋 ……………………………… ¼ 杯

全穀第戎芥末………………………2 茶匙

粗海鹽 …………………………… ½ 茶匙

現磨黑胡椒 ……………………… ¼ 茶匙

冷凍豌豆（需解凍）………………… ½ 杯

沙丁魚，瀝乾…………… 105 公克

作法：

1. 甜菜對半切好，放在底層裝著滾水的蔬菜蒸籠。蓋上蓋子，蒸煮到甜菜變軟、叉子尖頭可刺穿的程度，每顆甜菜大小不同，因此蒸煮時間也不同，大致上是 20 至 35 分鐘。冷卻放涼。用水果刀削去甜菜皮，切掉根部，然後把甜菜切成 1 公分的小丁。

2. 接著把馬鈴薯放進深鍋，倒入高度足以蓋過馬鈴薯的水。水煮至沸騰，再蓋上鍋蓋，煮 15 分鐘，煮到馬鈴薯差不多變軟。加入胡蘿蔔，再煮個 5 分鐘，煮到馬鈴薯變軟、胡蘿蔔軟中帶脆，然後瀝乾水分，冷卻放涼。使用水果刀削去已經剝落的馬鈴薯皮，將馬鈴薯切成 1 公分丁狀。

3. 拿一只大碗，丟入甜菜、馬鈴薯、胡蘿蔔、紅洋蔥、醃黃瓜、一半蒔蘿。拿一個小碗調製醬料，攪拌油、醋、芥末、鹽巴和胡椒，拌勻即可。沙拉醬淋上蔬菜，輕輕翻攪混合。

4. 以室溫或冰涼食用，開動前挖出豌豆倒入沙拉，擺上沙丁魚，撒上剩餘的蒔蘿。

[全素版]

可以把沙丁魚換成非基改有機豆腐干，或是用高蛋白粉多調一杯飲料，當作晚餐補給。

蝦仁藜麥沙拉

備料時間：15 分鐘　**烹調時間**：10 分鐘　**成品**：4 人份

蝦仁和藜麥分開來看都是優質食材，兩者拼在一起，就吃得到兩種最營養的食物。而且不只如此。這道爽口輕盈的晚餐沙拉加上綠色蔬菜和小番茄，絕對錦上添花。這道菜快速、簡單、滋味豐富，如果你問我意見，我會說這絕對是你無法抗拒的晚餐。

材料：

蝦仁

橄欖油 ·························· 1 湯匙
大蝦仁，洗淨去腸泥 ······450 公克
大蒜，壓碎 ·························· 2 顆
萊姆原汁 ··························· ½ 顆

鹽巴和胡椒 ························· 適量
新鮮香菜葉，剁碎 ············ 1 湯匙
是拉差（Sriracha）香甜辣椒醬或其他辣醬，用於佐味（可省略）

沙拉

煮熟的藜麥，未調味 ··············· 1 杯
新鮮菠菜，剁碎 ······················ 1 杯
新鮮香芹，剁碎 ····················· ¼ 杯
新鮮香菜葉，剁碎 ················ ¼ 杯

青蔥，剁碎 ··························· ¼ 杯
鷹嘴豆 ··························450 公克
（瀝乾水分，過水沖洗）

沙拉醬

檸檬皮和檸檬汁 ····················· ½ 顆
中東芝麻醬 ························· 1 湯匙
橄欖油 ·····························2 湯匙

大蒜，搗碎 ·····················1 ～ 2 顆
鹽巴和胡椒 ························· 適量

作法：

料理蝦仁

取一長柄煎鍋，以中大火熱油，丟進蝦仁、大蒜、萊姆汁、鹽巴和胡椒，約炒 2 分鐘，炒到蝦仁半熟，若需要可在這時加入辣醬。繼續炒 5 分鐘，炒到蝦仁變成粉紅色、不再透明為止，然後灑上香菜葉。

製作沙拉

拿一只碗，攪拌藜麥、菠菜、香芹、香菜葉、青蔥和鷹嘴豆。

製作沙拉醬

1. 拿一只小碗，拌勻檸檬皮和檸檬汁、中東芝麻醬、油、大蒜、鹽巴和胡椒。
2. 最後將沙拉醬倒上做好的藜麥沙拉，加入蝦仁，開動。

全素版

可以把蝦仁換成非基改有機板豆腐，以 1 茶匙營養酵母調味。或是用高蛋白粉多調一杯飲料，當作晚餐補給。

沒吃完怎麼辦

如果有剩下的沙拉，可以製成一份可口的玻璃罐沙拉，先鋪好沙拉，放入蝦仁，隔天再當晚餐吃。

牧羊人派

備料時間：10 分鐘　　**烹調時間**：40 分鐘　　**成品**：4 人份

　　這絕對是我最愛的一份食譜，它百分之百重新定義人們心目中的「療癒系美食」。但這個食譜用的不是馬鈴薯泥，而是搗碎的花椰菜，可說是非常完美的秋冬料理，隔天再加熱，味道還是一樣美味，你怎麼可能不愛上它？

材料：

橄欖油 ····························· 1 湯匙	胡蘿蔔條 ····························· 2 杯
大蒜，搗碎 ···················· 1 或 2 顆	西洋芹條 ····························· ¼ 杯
紅蔥頭，切成條狀 ············· 1 大根	櫛瓜，切丁 ························· 1 大根
白洋蔥，切碎 ···················· 1 大顆	鹽巴 ······························· ¼ 茶匙
火雞絞肉 ························· 675 公克	煮熟後搗碎的花椰菜 ············· 3 杯
乾燥百里香 ························· ½ 茶匙	

作法：

1. 烤箱預熱至攝氏 175 度。

2. 取一長柄煎鍋，以中火熱油，加入大蒜、紅蔥頭、洋蔥，拌炒約 3 分鐘左右，炒到變軟透明。倒入火雞絞肉，用鏟子壓碎絞肉，接著倒入百里香、胡蘿蔔、西洋芹、櫛瓜、鹽巴，繼續炒到蔬菜差不多軟化為止，但不必煮透，因為等一下還會進烤箱。

3. 火雞和其他材料炒好後，擺放於寬 22 公分、長 32 公分的烤盤，將搗碎的花椰菜平鋪於表面，再用一把叉子輕輕劃過，稍微「弄亂」表面。

4. 烘烤 30 分鐘，直到牧羊人派的表面金黃焦香，餡料邊緣也稍微冒泡。切分成 12 等份，稍微靜置冷卻，然後開動。

[全素版]

可以把火雞絞肉換成非基改有機天貝碎丁，或是用高蛋白粉多調一杯飲料，當作晚餐補給。

[沒吃完怎麼辦]

剩菜請用容器密封冷藏，隔日又是一道完美晚餐，放冷凍則可以存放很久。

鹹香蜜汁高麗菜捲

備料時間：10 分鐘　**烹調時間**：2 小時 10 分鐘　**成品**：8 人份

　　比較有時間可以做晚餐了嗎？這個食譜絕不會讓你失望。滋味鹹鹹甜甜，高麗菜是風味鮮明的食材的最佳綠葉，例如搭配有機葡萄乾。

材料：

酪梨油

中型綠色高麗菜·················· 1 顆	匈牙利煙燻紅甜椒粉············· 適量
中型白洋蔥，切丁·············· ½ 顆	鹽巴和胡椒······················· 適量
大蒜，剁碎······················· 3 顆	胡蘿蔔，切絲··················· 6 大根
風乾番茄（可省略）············· ¼ 杯	葡萄乾（有機）·················· ¼ 杯
乾燥羅勒························· 1 茶匙	番茄醬汁····················405 公克
牛絞肉····················450 公克	
（最好選草飼瘦肉，請見「小撇步」部分）	

作法：

1. 烤箱預熱至攝氏 175 度。

2. 先煮軟高麗菜，以下兩種作法擇一：挖空高麗菜的心，然後挖空的那面朝下，放進微波爐加熱 7 分鐘；或是用滾水沸騰，煮到高麗菜軟化。高麗菜葉煮軟後取出，用一鍋冰水冰鎮。擦乾高麗菜葉，繼續將剩下的高麗菜煮到軟，直到你有 8 片可用來包餡料的完整葉片。

3. 在長柄煎鍋裡淋上油，以中大火加熱，爆香洋蔥 3 分鐘左右，炒至透明，倒入大蒜，如果要用風乾番茄請這時加入，接著倒入羅勒。炒 1 至 2 分鐘或炒到飄出香味，然後倒入牛肉，用鏟子壓散

絞肉，與鍋內的洋蔥拌勻。繼續炒 3 至 4 分鐘，直到稍微黃金焦香的程度，再加入匈牙利紅甜椒粉、鹽巴和胡椒調味，攪拌均勻。

4. 流理台上，鋪好高麗菜葉，在每一片葉子中央鋪上剛炒好的絞肉料，加上胡蘿蔔絲和葡萄乾，在葉子上平均分散鋪好，最後捲起高麗菜葉。

5. 裝盛 8 個高麗菜捲前，先在烤盤上塗抹番茄醬汁，高麗菜捲平鋪在醬汁表面，並在上面澆淋剩餘的番茄醬汁，灑上剩餘餡料。

6. 錫箔紙包好烤盤，烘焙 2 個鐘頭，直到醬汁沸騰冒泡。

[小撇步]

如果你不想用草飼牛肉，也可以用豬絞肉或瘦火雞絞肉。

[全素版]

可以把絞肉換成非基改的有機天貝碎丁或者用搗碎的板豆腐。製作碎豆腐的方法是先把豆腐切成 1 公分小丁，下面墊一塊布巾，豆腐上面再放一塊布巾，然後用沉重鍋子或砧板往下壓，接著靜置 30 分鐘。你也可以用高蛋白粉多調一杯飲料，當作晚餐補給。

[沒吃完怎麼辦]

剩下的請用容器密封冷藏，隔日繼續享用，冷藏一天後更好吃。

純素南瓜燉飯

備料時間：5分鐘　　**烹調時間**：30分鐘　　**成品**：6人份

　　我喜歡經典菜色改編而成的素食和全素版料理，這道燉飯就是其中之一！南瓜有特殊的甜美滋味，很適合秋天時當作素食者的感恩節主菜，不過其實無論何時，這都是一道很完美的晚餐。

材料：

橄欖油 …………………………1湯匙	罐裝南瓜泥…………………………1杯
中型白洋蔥，切丁………………1顆	生薑，磨碎…………………………1茶匙
義大利米 ………………………2杯	肉豆蔻粉……………………………1茶匙
料理酒 …………………………1杯	新鮮羅勒，剁碎……………………1湯匙
熱蔬菜高湯……………………4杯	鹽巴和胡椒…………………………適量

作法：

1. 取一大型長柄煎鍋，以中火加熱油，倒入洋蔥爆香，炒個3至5分鐘，直至洋蔥變軟而透明。倒入義大利米，爆香攪拌1至2分鐘。慢慢倒入料理酒攪拌，刮掉焦黑部分。等到米飯吸乾酒，一次倒入半杯蔬菜高湯，讓米飯慢慢吸飽高湯，再繼續加半杯湯。中間不時攪拌，繼續以慢火煮燉飯，直到高湯完全收汁，米粒也吸飽煮軟，但不要煮成糜，過程約20分鐘。

2. 拌入南瓜泥、薑末、肉豆蔻粉、羅勒。以鹽巴和胡椒調味，加熱煮至材料完全熟透，然後上桌。

小撇步

如果你對麩質過敏，請務必選用經過認證的無麩質義大利米，避免食材交叉污染。

簡易慢燉雞肉

備料時間：5 分鐘　**烹調時間**：4 小時　**成品**：4 人份　**特殊設備**：慢燉鍋

　　這絕對是一道零失誤菜色，你只需要一顆洋蔥、一隻全雞、一個慢燉鍋，還有 4 個鐘頭！

材料：

洋蔥，切絲……………………… 1 大顆
全雞一隻 ……………………… 1350 公克

作法：

1. 洋蔥絲鋪在慢燉鍋底部，全雞擺放在洋蔥絲上，雞胸那面朝下，蓋上鍋蓋，高溫慢燉 4 個鐘頭。

[食用建議]

搭配簡單的綠色沙拉，享受這道慢燉雞肉。

[沒吃完怎麼辦]

剩餘雞肉可以搭配煮熟的糙米或藜麥，隔天又是一道晚餐。

秋季蔬食烤牛肉

備料時間：10 分鐘　　**烹調時間**：3 至 4 小時　　**成品**：6 人份

　　即便在沙漠生活，每當天氣開始轉涼，我都會煮這道豐盛的牛肉料理。這道菜運用多種蔬菜，長時間慢火熬煮，吸收所有風味，讓你全身由裡到外暖起來。

材料：

特級初榨橄欖油⋯⋯⋯⋯⋯⋯⋯1 湯匙

海鹽⋯⋯⋯⋯⋯⋯⋯⋯⋯⋯⋯⋯⋯1 茶匙

現磨黑胡椒⋯⋯⋯⋯⋯⋯⋯⋯⋯1 茶匙

無骨牛肩胛肉（有機）⋯⋯⋯⋯⋯⋯

⋯⋯⋯⋯⋯⋯⋯⋯⋯900 ～ 1350 公克

乾燥百里香⋯⋯⋯⋯⋯⋯⋯⋯⋯2 茶匙

中型洋蔥，切塊狀⋯⋯⋯⋯⋯⋯1 顆

綜合蔬菜汁⋯⋯⋯⋯⋯⋯⋯⋯⋯2 杯
（有機，可改番茄泥）

牛肉高湯⋯⋯⋯⋯⋯⋯⋯⋯⋯⋯⋯2 杯

胡蘿蔔⋯⋯⋯⋯⋯⋯⋯⋯3 或 4 大根
（切成約 7 公分塊狀）

紅皮馬鈴薯，切大塊⋯⋯⋯4 或 5 顆

蕪菁甘藍（瑞典蕪菁）或地瓜，削皮

切成大塊⋯⋯⋯⋯⋯⋯⋯⋯⋯⋯1 顆

西洋芹梗，約 7 公分塊狀⋯⋯⋯3 根

海鹽（Herbamare 牌的草本調味鹽）

作法：

1. 烤箱預熱至攝氏 160 度。

2. 取一大型荷蘭鑄鐵鍋，以中大火加熱橄欖油，往牛肩胛肉撒上鹽巴和胡椒，按摩牛肉，每一面都要確實塗抹。把牛肉放進鑄鐵鍋，每一面各煎幾分鐘。然後倒入百里香、洋蔥、蔬菜汁和牛肉高湯。

3. 蓋上鍋蓋，放進烤箱燉 2 個鐘頭，或者牛肉燉到變韌、開始軟嫩。

4. 加入胡蘿蔔、馬鈴薯、蕪菁甘藍和西洋芹，把鍋子放回烤箱，再燉 1 至 2 個鐘頭，或燉到牛肉變嫩化開，蔬菜也煮到熟透。稍微靜置冷卻後以鹽巴調味，上菜囉。

| 全素版 |

可以把牛肉換成非基改的有機調味天貝，也可以用高蛋白粉多調一杯飲料，當作晚餐補給。

蘆筍地瓜煎鍋料理

備料時間：5 分鐘　　**烹調時間**：25 分鐘　　**成品**：4 人份

　　煎鍋料理是趕時間時最容易製作、也最美味的餐點。蘆筍充滿纖維、葉酸、鉻、維他命 A、C、E、K，和地瓜一起煮，就是一道健康可口的晚餐，很適合和來家裡作客的好友分享。

材料：

無骨去皮雞胸肉 …………450 公克	新鮮蘆筍，削去梗皮，切成 5 公分
橄欖油 ………………1 湯匙	的斜長狀 …………225 公克
大蒜，切碎 ……………3 顆	紅椒片 …………… ½ 茶匙
中型地瓜，削皮切丁 …………1 顆	海鹽和現磨黑胡椒 …………適量
雞高湯或水 ……………… ½ 杯	

作法：

1. 雞肉切丁，以鹽巴和胡椒調味。
2. 取一長柄煎鍋，倒入油，以中火加熱，拌入大蒜和雞肉，爆香拌炒 7 至 10 分鐘，直到炒熟為止，撈起雞肉，靜置備用。
3. 同一把長柄煎鍋內，倒入地瓜和高湯，以中火炒 7 到 10 分鐘，炒到地瓜丁變軟。

4. 蘆筍倒進煎鍋炒 4 至 5 分鐘，或炒到叉子可穿透的程度。以鹽巴和胡椒調味，撒上紅椒片，立即上桌。

[食用建議]

鋪在一層煮熟的柔軟糙米上，可以讓這道料理更豐盛、具飽足感。

[全素版]

可以把雞肉換成闊恩牌的無大豆素雞排。此外，把雞湯換成蔬菜高湯，也可以用高蛋白粉多調一杯飲料，當作晚餐補給。

[沒吃完怎麼辦]

剩下的部分包好冷藏，隔天當捲餅吃。

青花菜芽雞肉飯

備料時間：5分鐘　**烹調時間**：35分鐘　**成品**：4人份

　　這是一道超級簡單的晚餐料理，你肯定會反覆煮這道菜。這道菜最棒的一點是什麼？那就是放到隔天也很好吃。可以加四分之一杯營養酵母，增添乳酪風味。

材料：

橄欖油 ⋯⋯⋯⋯⋯⋯⋯⋯⋯2湯匙	紫米（也稱黑米）或野米⋯⋯⋯1杯
小番茄 ⋯⋯⋯⋯⋯⋯⋯⋯⋯1杯	雞高湯 ⋯⋯⋯⋯⋯⋯⋯⋯⋯2½杯
青花菜，切塊⋯⋯⋯⋯⋯⋯⋯2把	雞肉香腸，切成小圓形狀（有機）
海鹽和現磨胡椒⋯⋯⋯⋯⋯適量	⋯⋯⋯⋯⋯⋯⋯⋯⋯⋯⋯224公克
大蒜，剁碎⋯⋯⋯⋯⋯⋯⋯2顆	

作法：

1. 取一大型（有蓋）長柄煎鍋，以中大火熱油。加入番茄，拌炒幾分鐘，倒入香腸，兩面煎到平均微焦，約5分鐘後靜置備用。
2. 長柄煎鍋內倒入青花菜，以鹽巴和胡椒調味，拌炒5分鐘左右，炒至青花菜顏色變深綠，幾乎全軟。

3. 倒入大蒜和黑米，爆香約 1 分鐘，炒至香氣四溢。接著加入香腸和高湯，然後煮到沸騰。蓋上鍋蓋，以小火燜煮約 30 分鐘到高湯收汁，黑米也熟透為止。立刻大快朵頤吧。

全素版
可以把雞肉換成使用非基改有機大豆食品製成的天貝、豆腐或毛豆，也可選擇螺旋藻或營養酵母，或是用高蛋白粉多調一杯飲料，當作晚餐補給。

沒吃完怎麼辦
製作兩份，然後把剩菜裝進梅森寬口玻璃罐，接著幾天一樣美味。

小撇步
雞肉香腸最好是只用鹽巴調味，也可以用洋蔥或大蒜調味。

香滑羅勒雞肉

備料時間：5 分鐘　**烹調時間**：35 分鐘　**成品**：4 人份

你知道羅勒對身體有哪些潛在價值嗎？羅勒不僅是一種腎上腺調理素，更能提供多酚、保護粒線體，再說羅勒很好吃，是最適合這份雞肉料理的調味料。

材料：

酪梨油	1 茶匙	橄欖油	1 湯匙
黃洋蔥，剁碎	½ 杯	葛粉	½ 茶匙
大蒜	3 顆	冷水	⅓ 杯
葵花籽	2 湯匙	椰奶	½ 杯
營養酵母	1 湯匙	小番茄，切半	1 杯
鹽巴和胡椒	適量	無骨去皮雞胸肉，切成 4 等分	
新鮮羅勒	2 把		450 公克

作法：

1. 取一大型長柄煎鍋，以中火熱酪梨油，發出滋滋作響為止。倒入洋蔥，煎 3 至 4 分鐘至透明。拌入雞肉排，一面煎 12 分鐘，翻面再煎 13 分鐘，或者煎到熟透，叉子插進雞肉時流出透明肉汁。

2. 煎肉同時可以準備青醬：大蒜丟進食物調理機，攪打至細緻。倒入葵花籽，再攪打幾次。加入營養酵母、一小撮鹽巴、少許胡椒，最後倒入羅勒和橄欖油，攪打至羅勒絞碎，全部材料也混勻為止。

3. 取一小碗，攪拌葛粉和冷水，加入椰奶，然後拌入青醬，均勻攪拌。在長柄煎鍋內的雞肉周圍淋上青醬。

4. 稍微在鍋子裡悶煮雞肉和醬汁，直到熟透。拌入小番茄攪勻，再悶煮 1 至 2 分鐘，小番茄煮好後，立即上桌。

[食用建議]

這份雞肉料理也可搭配糙米。

[全素版]

可以把雞肉換成使用非基改有機大豆食品製成的天貝、豆腐或毛豆，亦可選用螺旋藻或營養酵母，或是用高蛋白粉多調一杯飲料，當作晚餐補給。

無敵義大利蔬菜濃湯

備料時間：15 分鐘　　**烹調時間**：35 分鐘　　**成品**：8 至 10 人份

　　這份豐富湯品自己喝好，和親朋好友一起喝更好。這份食譜可以製作出一大鍋湯，適合和許多人分享。風味十足，色澤鮮豔，就連孩子也會愛上它。晚上想來點對身體好的美味食材時，這道湯品就是完美晚餐。

　　這份食譜完全可以客製化，你可以加入其他蔬菜或肉類，例如一杯雞肉絲或是蒸白魚，從這道好喝湯品享受到更多蛋白質、風味和健康益處吧。

材料：

義大利麵（無麩質）⋯⋯⋯⋯⋯1½ 杯

橄欖油 ⋯⋯⋯⋯⋯⋯⋯⋯⋯⋯2 湯匙

大蒜，切碎⋯⋯⋯⋯⋯⋯⋯⋯6 顆

小番茄⋯⋯⋯⋯⋯⋯⋯⋯⋯450 公克

胡蘿蔔，切塊⋯⋯⋯⋯⋯⋯2 大根

西洋芹梗，切段⋯⋯⋯⋯⋯⋯3 根

黃洋蔥，切塊⋯⋯⋯⋯⋯⋯1 大顆

新鮮百里香，剁碎⋯⋯⋯⋯⋯1 湯匙

大紅豆，瀝乾後沖洗⋯⋯⋯420 公克

白腎豆，瀝乾後沖洗⋯⋯⋯420 公克

鷹嘴豆，瀝乾後沖洗⋯⋯⋯420 公克

含湯汁的番茄丁⋯⋯⋯⋯⋯⋯1 罐

中型櫛瓜，切塊⋯⋯⋯⋯⋯⋯2 顆

雞肉或蔬菜高湯（有機）⋯⋯⋯8 杯

黑胡椒 ⋯⋯⋯⋯⋯⋯⋯⋯⋯2 茶匙

鹽巴 ⋯⋯⋯⋯⋯⋯⋯⋯⋯⋯1 茶匙

作法：

1. 根據外包裝說明，水煮義大利麵，煮到中心仍然微硬，接著瀝乾水分，倒入一湯匙橄欖油。
2. 取一大鍋或深鍋，中火加熱，倒入另外 1 湯匙橄欖油，加熱 30 秒，拌入大蒜、小番茄、胡蘿蔔、西洋芹、洋蔥，炒 10 分鐘左右，直到蔬菜變軟，過程中不時翻攪。
3. 灑入百里香，調至大火，倒入豆子、鷹嘴豆、番茄丁和櫛瓜，最後是高湯，煮到沸騰。調小火悶煮 15 至 20 分鐘，最後撈掉湯表面的泡沫。
4. 以胡椒和鹽巴調味，這時拌入義大利麵，煮熟後開動。

全素版

若想製作全素版，可把雞高湯換成蔬菜高湯。

黑莓莎莎醬烤雞

備料時間：25 分鐘（包括醃製）　**烹調時間**：10 分鐘　**成品**：4 人份

　　這份可口餐點實在太容易做了，趕時間時更是一道好菜。夏天吃剛剛好，甚至懷念夏天的時候都很適合。黑莓莎莎醬是令人格外期待的醬料，可以增添香甜元素，這麼好吃，你怎麼可以錯過？

材料：

橄欖油 ……………………………2 湯匙
鹽巴，不夠可再加 ……………1 茶匙
孜然粉 ……………………………1 茶匙
萊姆 ……………………………………2 顆
雞胸肉，切半或肉片（有機）…4 塊
黑莓，隨意切過 ………………1 杯

新鮮煮好或冷凍玉米粒（有機無基改，需解凍）……………………1 杯
墨西哥辣椒，切成細條狀，可去籽去內膜 ………………………………1 條
中型酪梨 ……………………………1 顆
剁碎的新鮮香菜葉 …………適量

作法：

1. 以大火加熱戶外烤爐，或在爐盤上放一個橫紋烤盤。

2. 將油、鹽巴、孜然粉全倒進一只夾鍊袋。1 顆萊姆皮磨成細絲，磨好後丟進夾鍊袋。擠萊姆汁，然後倒進袋子，均勻混合，加入雞胸肉，密封袋子，冷藏 15 分鐘。

3. 剩餘的萊姆磨皮、榨成萊姆汁，將萊姆皮和萊姆汁一併倒入小碗，加入黑莓、玉米、墨西哥辣椒。酪梨切丁，倒入碗裡，以一小撮鹽巴調味，攪拌均勻。

4. 烤爐準備好了之後，從袋子裡的醃醬取出雞肉，擺上烤爐，兩面各烤 6 至 8 分鐘，烤至雞肉熟透。從烤爐裡取出雞肉，放在砧板上，冷卻 5 分鐘再切片。淋上步驟 3 的黑莓莎莎醬，再撒上少許香菜葉。

⌐食用建議⌐

為了攝取完美的優質碳水化合物，為這道料理增添鮮豔色澤，可以搭配蒸煮過的橙扁豆。

⌐全素版⌐

可以把雞肉換成闊恩牌的無大豆素雞排或有機無基改板豆腐，也可用高蛋白粉多調一杯飲料，當作晚餐補給。

辣味蝦仁豆

備料時間：25 分鐘　　**烹調時間**：10 分鐘　　**成品**：4 人份

　　蝦子對健康有好處嗎？簡短的答案是：只要是謹慎挑選對的蝦子，那就是「有」。野生蝦富含營養素，例如色胺酸、維他命 B_{12}、硒、蝦紅素、ω-3 脂肪，還有鋅。怪不得蝦子有益於老化的大腦，維護骨骼健康的效果也很彰顯，也是因為這樣我才特別和你分享這道食譜。

材料：

橄欖油 …………………… 2 湯匙	白豆，瀝乾後沖洗………… 420 公克
野生蝦，剝殼去腸泥 …… 450 公克	小番茄，切半…………… 500 毫升
紅椒片 ………………… ¼ 茶匙	符合猶太認證的鹽巴………… 適量
大蒜，切碎………………… 2 顆	新鮮香芹葉，略切………… ¼ 杯
蘋果醋 ……………………… ¼ 杯	長香糙米，煮熟…………… 2 杯

作法：

1. 取一大型長柄煎鍋，以中小火熱油，丟進蝦仁翻炒 2 分鐘後，擱置備用。

2. 煎鍋內倒入紅椒片和大蒜，煎 1 分鐘左右，煎至香味撲鼻。淋醋，再燜煮 1 分鐘，混入豆子和小番茄，以鹽巴調味。

3. 蝦仁倒回煎鍋，輕輕翻攪拌勻，蓋上鍋蓋小火燜煮 3 至 5 分鐘，煮至蝦仁熟透。撒上香芹，搭配香米食用。

可以把蝦仁換成無基改板豆腐，壓碎成一口大小的豆腐塊，取代蝦仁。烹調最後一步可添加半茶匙的營養酵母，帶出鮮味。你也可以用高蛋白粉多調一杯飲料，當作晚餐補給。

沒吃完怎麼辦

多準備一份蝦仁，依照上述烹調，然後包好冷藏過夜，隔日當輕食晚餐享用。

泰美味雞肉椰子湯

備料時間：10 分鐘　**烹調時間**：15 分鐘（或是用慢燉鍋 4 ～ 8 小時）
成品：4 人份

　　喝湯讓我倍感通體舒暢，要是香料用得恰到好處更是如此。這就是這道豐盛的泰式雞肉椰子湯的特色，尤其這道菜作法簡單，你只需幾種原料和一個慢燉鍋（也可不用）或荷蘭鑄鐵鍋，就能馬上享受到這頓超讚晚餐，呃，或是可能需要 4 至 8 小時！如果你不能接受太辣的口味，可把泰式辣椒換成阿納海椒。

材料：

研磨過的萊姆皮……………1 茶匙

新鮮萊姆汁…………………¼ 杯

香茅，切段…………………1 湯匙

泰式魚露（紅船〈Red Boat〉是好牌）
……………………………2 湯匙

生薑，剁碎……………………½ 茶匙

新鮮泰式辣椒，去籽剁碎（可省略）
……………………………½ 茶匙

雞胸肉，一口大小的塊狀（有機）
……………………………450 公克

低脂椰奶……………………240 公克

剁碎的新鮮香菜葉……………2 湯匙

作法：

1. 取一大平底深鍋，均勻混合萊姆皮、萊姆汁、香茅、魚露、生薑、辣椒，開中火加熱，慢慢沸騰，接著拌入雞肉和椰奶，煮 10 分鐘左右或煮至雞肉熟透入味。撒上香菜葉，立刻上桌。

小撇步

你也可以用慢燉鍋煮這道菜，以 4 小時高溫或 6 至 8 小時低溫烹煮，幾個小時後再開動。

全素版

可把雞肉換成闊恩牌無大豆素雞排，或切成一口大小的無基改有機天貝。第二，跳過魚露，營養酵母是很適當的全素選擇，同樣能帶出鮮味。你也可以用高蛋白粉多調一杯飲料，當作晚餐補給。

芝麻牛肉青花菜

備料時間：20 鐘（包括 10 分鐘靜置時間）　**烹調時間**：20 分鐘　**成品**：6 人份

　　如果你想要的是蛋白質與蔬菜的簡單組合，這就是你正在找的菜色。這道料理使用一種大家很少注意到的成分──葛粉。葛粉是不含小麥的非穀物麵粉，能賦予醬汁濃稠質地，是相當適合煎炒的健康裹漿粉，葛粉具有抗性澱粉，富含鉀，屬於鹼性，能在體內緩慢消化，對腸道菌群好處多多，簡直好到沒得挑剔。現在就開始做菜吧！

材料：

溜醬油 ············· ⅓ 杯	5 公分生薑，磨成泥 ········· 1 塊
（不含小麥、有機非基改）	側腹牛排（草飼）········· 1125 公克
葛粉 ················· ¼ 杯	青花菜花 ················· 4 杯
烤芝麻油 ············· ¼ 杯	香菇，對切 ··············· 2 杯
大蒜，切碎 ············· 3 顆	特級初榨橄欖油 ··········· 2 湯匙

作法：

1. 烤箱預熱至攝氏 190 度，大烤盤鋪上一張錫箔紙。
2. 取一小碗，攪打溜醬油、葛粉、芝麻油、大蒜、薑泥，測量製出 ¼ 杯醃醬，擱置備用。剩餘醃醬塗抹於牛排，兩面都均勻裹上醬汁。
3. 青花菜花和香菇平鋪在烤盤上，滴少許橄欖油，倒入醃醬，翻面讓蔬菜沾附上醬汁。烘烤 10 分鐘左右，烤到熟嫩後，從烤箱取出烤盤，將烤箱調到炙烤模式。

4. 青花菜和香菇堆到烤盤邊緣，牛排擺中間，澆淋剩餘醃醬，然後烤 3 至 5 分鐘，讓牛排烤至微焦，翻面後再烤 3 分鐘，成果大概會是 5 分熟，如果你喜歡吃較熟的牛排，可以烤久一點。

5. 錫箔紙稍微蓋住牛排，靜置 10 分鐘讓牛排吸飽醬汁，接著依照牛肉紋理切牛排，搭配烤好的青花菜和香菇上桌。

食用建議

牛排和蔬菜可以配糙米或藜麥一起吃。

全素版

可以把牛肉換成非基改有機的天貝或豆腐薄片，為達最佳風味，也可先醃 20 分鐘再炙烤。你也可以用高蛋白粉多調一杯飲料，當作晚餐補給。

檸檬蝦夷蔥烤蝦

備料時間：10 分鐘　　**烹調時間**：15 分鐘　　**成品**：4 人份

　　完美餐點的必備條件有哪些？首要條件是簡單，只需要幾種原料，而且烹調不耗時（尤其是趕吃晚餐時），再來是健康美味。這道蝦子料理不僅以上兼得，甚至超乎你的想像！要是你上癮了，每晚都想要吃這道菜，可千萬別怪我啊！

材料：

野生蝦子，去殼去腸泥⋯⋯⋯⋯⋯⋯⋯⋯⋯⋯⋯⋯⋯⋯⋯⋯⋯⋯⋯⋯900 公克

檸檬原汁⋯⋯⋯⋯⋯⋯⋯⋯⋯⋯1 顆

鹽巴⋯⋯⋯⋯⋯⋯⋯⋯⋯⋯1 茶匙

現磨黑胡椒⋯⋯⋯⋯⋯⋯⋯⋯⋯⋯⋯適量

新鮮或冷凍乾燥的蝦夷蔥丁⋯⋯⋯⋯⋯⋯⋯⋯⋯⋯⋯⋯⋯⋯⋯⋯⋯1 湯匙

作法：

1. 烤箱預熱至攝氏 220 度，烤盤表面鋪一層無漂白烤箱紙。
2. 蝦子平鋪於烤盤，注意不要重疊了。在蝦仁上滴檸檬汁，以鹽巴和胡椒調味。烤約 15 分鐘，或烤至蝦子變粉紅色，接著就可以加入蝦夷蔥上桌囉。

⌈食用建議⌋

吃這道蝦時，可搭配綠色蔬菜和碳水化合物。

⌈全素版⌋

可以把蝦子換成非基改的有機冷凍毛豆，也可以用高蛋白粉多調一杯飲料，當作晚餐補給。

香薑萊姆風味野生鮭魚排

備料時間：45 分鐘至 2.5 鐘頭（包括醃製時間）　**烹調時間**：25 分鐘
成品：4 人份

　　鮭魚人見人愛，搭配香薑萊姆醃醬更是好吃得不得了。事實上，薑的濃郁香氣搭配萊姆的酸勁，真能帶出鮭魚另一種風味，讓你幸福得跳起來（就像鮭魚洄游激動衝刺的畫面）！

材料：

野生阿拉斯加鮭魚⋯⋯⋯⋯450 公克	生薑泥⋯⋯⋯⋯⋯⋯⋯⋯⋯⋯⋯1 茶匙
溜醬油⋯⋯⋯⋯⋯⋯⋯⋯⋯⋯⋯½ 杯	大蒜，搗碎⋯⋯⋯⋯⋯⋯2 ～ 4 顆
萊姆原汁⋯⋯⋯⋯⋯⋯⋯⋯⋯1 顆	辣椒麻油⋯⋯⋯⋯⋯⋯⋯⋯⋯少許

作法：

1. 鮭魚皮朝上置於玻璃烤盤。取一小碗調勻溜醬油、萊姆汁、薑泥、大蒜、辣油，淋上鮭魚，蓋好蓋子，冷藏醃製 30 分鐘至 2 個鐘頭。
2. 準備好要烤魚時，預熱烤箱至攝氏 205 度。倒出醃製鮭魚的醬汁，鮭魚皮那面翻至朝下，烤盤放進烤箱，視鮭魚的厚度而定（每 2.5 公分要多烤 10 分鐘），烤 15 至 25 分鐘，接著就上桌啦。

| 食用建議 |

這道鮭魚跟新鮮綠色蔬菜很搭。

| 全素版 |

可以把鮭魚換成使用非基改有機大豆食品製成的天貝、豆腐或毛豆，也可選用螺旋藻或營養酵母，或是用高蛋白粉多調一杯飲料，當作晚餐補給。

番茄烤蝦櫛瓜麵

備料時間：15 分鐘（包括螺旋切絲的時間） **烹調時間**：15 分鐘
成品：4 人份 **特殊設備**：螺旋切絲器

　　講到在家晚餐，蔬菜種類是越多越好！這道料理運用的新鮮麵條是櫛瓜，麵條可以稍微烹調、保持清脆口感，也可以全熟軟化，全看你個人。蝦子可為這道菜增加優質蛋白質，小番茄則提供垂涎欲滴的色澤。

材料：

野生蝦子，去殼去腸泥 ……………………………………900 公克
酪梨油 …………………………… 4 湯匙
檸檬原汁 …………………………… ½ 顆
中型黃洋蔥，切條 ………………… ½ 顆

大蒜，剁碎 …………………………… 3 顆
小番茄，切半 …………………… 450 公克
剁碎的新鮮羅勒 ……………………… ¼ 杯
中型櫛瓜，螺旋切長絲狀 ……… 2 顆
鹽巴和胡椒 …………………………… 適量

作法：

1. 烤箱預熱至攝氏 220 度，烤盤表面鋪一層無漂白烤箱紙。

2. 蝦子平鋪於烤盤上，注意不要重疊了。用大約 2 湯匙的酪梨油和檸檬汁調味後，烘烤 15 分鐘，或是烤到蝦子變成粉紅色。

3. 烤蝦同時，取一長柄煎鍋，以中火加熱剩下的 2 湯匙酪梨油，拌入洋蔥爆香約 2 分鐘至透明，接著倒入大蒜、小番茄和羅勒爆炒，不時翻炒 10 分鐘。

4. 煎鍋裡加入櫛瓜麵，不時翻攪，炒到所欲熟度，外軟內脆或完全熟軟皆可。撒上鹽巴和胡椒調味。

食用建議

可搭配一份碳水化合物享用。

全素版

可以把蝦子換成使用非基改有機大豆食品製成的天貝、豆腐或毛豆，也可選用螺旋藻或營養酵母，或是用高蛋白粉多調一杯飲料，當作晚餐補給。

沒吃完怎麼辦

櫛瓜麵最好趁新鮮享用，但如果有剩下蝦子，可以包起來冷藏，隔天再吃，也可以搭配新鮮切絲的櫛瓜麵。

地瓜火雞砂鍋

備料時間：10 分鐘　　**烹調時間**：1 小時 10 分鐘　　**成品**：4 至 6 人份
特殊設備：螺旋切絲器

　　這是無可挑剔的療癒系美食，當晚餐吃又不至於太膩。再說這也是平時攝取優質蛋白質和其他營養素的好方法。這道菜最棒的是什麼？那就是很適合與人分享，吃不完隔日再吃更好吃！

材料：

特級初榨橄欖油，預留一些刷在砂鍋上 …………………… 1½ 湯匙
火雞超瘦絞肉（有機）…… 450 公克
大蒜，剁碎 ………………… 1 湯匙
洋蔥，切絲 ………………… ¼ 杯
番茄糊 ……………………… 225 公克
小番茄，切丁，瀝乾 ……… 420 公克
中型地瓜，削皮，螺旋切絲 …… 1 顆
中型櫛瓜，切 1 公分條狀 …… 1 顆
海鹽 ………………………… ½ 茶匙

黑胡椒 ……………………… ½ 茶匙
辣椒粉 ……………………… ¼ 茶匙
孜然粉 ……………………… ¼ 茶匙
乾燥奧勒岡葉 ……………… ⅛ 茶匙
豆蔻粉 ……………………… ⅛ 茶匙
杏仁粉 ……………………… 1 湯匙
椰子粉 ……………………… 1 湯匙
無糖亞麻仁植物奶（或蔬菜高湯）…………………………… 1 杯

作法：

1. 烤箱預熱至攝氏 175 度，用少許油刷上砂鍋表面。
2. 以中火加熱一大型長柄煎鍋，倒入火雞絞肉、大蒜、洋蔥，炒大約 5 分鐘，直到微微焦香的程度。炒到焦香時，用鏟子壓散絞肉。拌入番茄糊和番茄丁，和火雞肉一起煮。倒入地瓜，炒 3 分鐘左右至稍微熟軟的程度。

3. 櫛瓜放進一只碗裡，混勻鹽巴、胡椒、辣椒粉、孜然、奧勒岡葉、豆蔻。備好的櫛瓜料鋪在砂鍋底層，上頭擺好剛炒好的火雞肉和地瓜，將砂鍋放進烤箱烤 15 分鐘。

4. 用一小鍋，大火加熱橄欖油、杏仁粉、椰子粉，攪拌 1 分鐘至質地濃稠的程度。瓦斯轉至中大火，慢慢倒入亞麻仁植物奶，攪打慢煮醬汁 2 分鐘。

5. 從烤箱取出砂鍋，倒入醬汁，繼續烤 40 至 45 分鐘，直到砂鍋表面微微焦香，稍微靜置冷卻，然後把砂鍋菜切成等量的 4 至 6 等分，立即大快朵頤。

全素版

可以把火雞換成非基改的有機天貝或板豆腐，也可用高蛋白粉多調一杯飲料，當作晚餐補給。

沒吃完怎麼辦

療癒系美食隔天再吃，總是美味升級。如果你有剩下，密封冷藏，隔日繼續享用。

煎鱈魚佐馬鈴薯冷盤

備料時間：30 分鐘（包括煮蔬菜的時間）　**烹調時間**：10 分鐘　**成品**：4 人份

　　該怎麼享用馬鈴薯，同時保留馬鈴薯的優質抗性澱粉？很簡單，吃冷馬鈴薯就可以了！水煮的作法能保留抗性澱粉，而當水煮馬鈴薯冷藏時，就會形成更多澱粉，這過程叫「抗性澱粉逆形成」，搭配好吃的魚肉，這就是一週開始或結束時最適合的料理。

材料：

夏威夷堅果油或葡萄籽油⋯1 茶匙
野生亞特蘭大鱈魚排⋯⋯⋯450 公克
小馬鈴薯⋯⋯⋯⋯⋯⋯⋯⋯450 公克
（水煮 20 分鐘後冷藏過夜）

四季豆⋯⋯⋯⋯⋯⋯⋯⋯⋯450 公克
（水煮 10 分鐘後冷藏過夜）
紅洋蔥丁⋯⋯⋯⋯⋯⋯⋯⋯⋯ ¼ 杯
美乃滋（無大豆全素）⋯⋯⋯⋯1 湯匙

作法：

1. 取一大炒鍋，開中大火熱油，香煎鱈魚兩面，總共約 6 至 8 分鐘，中間翻面一次，魚肉煎到鬆軟為止。稍微冷卻後，再切成小塊。
2. 馬鈴薯和四季豆切成小丁，於大沙拉碗裡與洋蔥混勻，加入美乃滋，輕輕翻攪，最後撒上鱈魚塊。

[全素版]

可以把鱈魚換成一份有機非基改毛豆，當作配菜，也可以用高蛋白粉多調一杯飲料，當作晚餐補給。

無蛋尼斯沙拉

備料時間：10 分鐘　**烹調時間**：10 分鐘　**成品**：4 人份

　　講到一人帶一菜的聚餐和派對場合，以下這道是我一直以來最喜歡和朋友分享的菜式。不僅如此，這也是一道可以讓你長時間維持下去的完整餐點。你可以換用其他健康食材，讓這道美味沙拉的風味更豐富。

材料：

育空黃金馬鈴薯丁	3 杯	彩椒，去籽切條	1 顆
特級初榨橄欖油	2 湯匙	中型紅洋蔥，切絲	1 顆
義大利陳年葡萄醋	2 湯匙	中型小黃瓜，削皮切條	1 條
鹽巴和現磨胡椒	適量	水煮雞絲	2 杯
奶油萵苣	4 杯	乾燥蝦夷蔥	2 茶匙

作法：

1. 取一平底深鍋，以大火煮水至沸騰，倒入馬鈴薯丁，煮大約 8 至 10 分鐘，或者煮到馬鈴薯熟透但不至於煮爛。瀝乾水分，放進冰箱冷卻。

2. 取一只碗，攪拌橄欖油、醋、鹽巴和胡椒調味。沙拉碗的一側擺好萵苣，然後在沙拉碗各角分別擺上彩椒、紅洋蔥、小黃瓜。淋上沙拉醬，加入雞肉絲和蝦夷蔥，稍微翻攪均勻後就可以開動了。

|全素版|

可以考慮把雞肉換成闊恩牌無大豆素雞排，也可以用高蛋白粉多調一杯飲料，當作晚餐補給。

番茄小黃瓜四季豆沙拉佐核桃醬

備料時間：75 分鐘　　**烹調時間**：6 分鐘　　**成品**：4 人份

　　這份滿是蔬菜的沙拉絕對會大受歡迎，對你的健康也很加分！四季豆富含抗性澱粉，醋能減緩葡萄糖吸收，而魚露能為這道綜合蔬菜沙拉帶出難忘的鮮味。如果你想為這道沙拉加一點蛋白質，可以考慮煙燻豆腐，煙燻豆腐可以為沙拉增添煙燻香辣的層次感，增加口味的複雜度。

材料：

四季豆，拔絲切成 2.5 公分塊狀
（有機）……………………225 公克

核桃片…………………………⅓ 杯

大蒜，切碎…………………… 1 顆

粗海鹽………………………… 1 茶匙

夏威夷堅果油………………… 3 湯匙

蘋果醋………………………… 3 湯匙

聖女小番茄（有機）………500 毫升

紅洋蔥絲……………………… ½ 杯

中型小黃瓜去籽切絲……… ½ 條

新鮮香菜葉，稍微切過……… ¼ 杯

新鮮蒔蘿，稍微切過………… ¼ 杯

新鮮薄荷，稍微切過………… ¼ 杯

泰式魚露（我推薦紅船牌）… ½ 茶匙

作法：

1. 沸騰鹽水煮四季豆，煮 4 至 6 分鐘，直至軟中帶脆。充分瀝乾水分，再以冷水沖洗，然後將四季豆平鋪於一張乾淨的廚房紙巾上，拍乾水分，靜置冷卻 1 小時。

2. 將核桃、大蒜、鹽巴丟進食物調理機或果汁機攪拌，打成細緻泥狀，然後倒入一只沙拉碗，澆上油和醋，均勻攪拌。

3. 倒入四季豆、番茄（切半）、洋蔥絲、小黃瓜、香菜葉、蒔蘿和薄荷，然後撒上魚露，翻攪均勻，準備開動囉。

보고

全素版

若要製作全素版沙拉，不加魚露即可。

馬鈴薯鮭魚沙拉

備料時間：15 分鐘（包括準備備用沙拉料）　　**烹調時間**：20 分鐘
成品：4 人份

想知道水煮紅皮馬鈴薯有什麼好處嗎？水煮紅皮馬鈴薯充滿抗性纖維，對腎上腺好處多多。野生鮭魚可以每週吃好幾次，這份食譜運用的是罐裝鮭魚，這也是讓兩種食材發揮作用的好時機。可以今天晚餐吃，隔天再吃，烹調方法十分多樣。別忘了沙拉料，沙拉料是增加飲食多樣性的好方法，也是這份食譜的主要用意。

材料：

小紅皮馬鈴薯·····················450 公克	水煮野生鮭魚罐頭，瀝乾·············
紅酒醋···························2½ 湯匙	·····························140 公克
第戎芥末·························1 茶匙	紅洋蔥，切丁·····················1 小顆
海鹽和現磨黑胡椒·················適量	剁碎的新鮮香芹···················2 湯匙
橄欖油（有機）·····················¼ 杯	萵苣，上菜時配著吃
完整四季豆，拔絲··········450 公克	

備用沙拉料

中型酪梨，一口大小塊狀········1 顆	球芽甘藍，拔除莖和外層葉片，切
中型甜菜，一口大小塊狀········2 顆	半（水煮 8 分鐘）·················225 公克
（水煮 10 分鐘）	

作法：

1. 一鍋鹽水煮沸，加入紅皮馬鈴薯，煮 5 至 10 分鐘，叉子可戳透為止。漏勺撈出紅皮馬鈴薯，丟進一只大沙拉碗，留下煮紅皮馬鈴薯的水。

2. 煮紅皮馬鈴薯的同時，可以準備油醋汁：取一小碗，攪拌紅酒醋、芥末、鹽巴和胡椒，慢慢淋上橄欖油同時，繼續攪拌至油醋汁乳化，靜置備用。

3. 紅皮馬鈴薯水煮開後，倒入四季豆煮大約 4 分鐘，直到軟中帶脆。瀝乾水分拍乾。

4. 四季豆倒入裝有紅皮馬鈴薯的沙拉碗，加入鮭魚、紅洋蔥、香芹，以鹽巴和胡椒調味。淋上油醋汁和備用沙拉料，均勻翻攪，然後搭配你選擇的萵苣大快朵頤。

[全素版]

可以考慮把鮭魚換成闊恩牌無大豆素雞排，或是切成一口大小的非基改有機豆乾，也可以用高蛋白粉多調一杯飲料，當作晚餐補給。

[沒吃完怎麼辦]

可以另外煮一鍋藜麥，隔天搭配這道（不含萵苣的）沙拉吃。

中式藜麥雞肉沙拉

備料時間：20 分鐘　　**烹調時間**：5 分鐘　　**成品**：4 人份

到了做晚餐的時刻，雞肉沙拉也可以依照你的心情，變得別出心裁。這道沙拉很適合有過敏症狀的人，因為既簡單、有飽足感，又完全任你調整發揮。誰說沙拉很無聊？

材料：

沙拉

煮熟藜麥 ············· 3 杯	新鮮菠菜，切好 ············· 1 杯
水煮雞胸肉絲 ············· 2 杯	青蔥，切段 ············· 2 根
胡蘿蔔絲 ············· ½ 杯	花生，剁碎 ············· ¼ 杯
紅椒碎丁 ············· ½ 杯	青花菜，剁碎 ············· ½ 杯

沙拉醬

奶油花生醬 ············· 1 湯匙 （有機或是 Sunbutter 牌的葵花籽醬）	米醋 ············· 1 茶匙
	萊姆原汁 ············· ½ 顆
烤芝麻油 ············· 2 茶匙	水 ············· 2～3 湯匙
溜醬油（非基改有機無麩質）··· 1 茶匙	

作法：

1. 除了青花菜，將沙拉材料全丟進一只大沙拉碗。

2. 青花菜稍微蒸煮 2 分鐘（或高溫微波 40 秒），然後丟進沙拉碗，翻攪均勻。

3. 拌勻沙拉醬的原料，淋上沙拉，再次攪拌，攪勻所有食材、裹附上醬汁。立刻開動，也可以冷藏，晚點再吃。

⎣全素版⎦

可以考慮把雞肉換成闊恩牌無大豆素雞肉塊和切成一口大小的非基改有機豆乾，也可以用高蛋白粉多調一杯飲料，當作晚餐補給。

烤胡蘿蔔條

備料時間：5 分鐘　　**烹調時間**：30 分鐘　　**份量**：皆可

　　或許你很喜歡採用馬鈴薯當原料的薯條，但你知道嗎？其實可以改用胡蘿蔔製作。使用這個「無限吃」食材，讓你完全零罪惡感，這也是代替標準薯條的好選擇。用烘烤的方式烹調，不要用油炸，烤到稍微焦香就吃得到焦焦風味，烤胡蘿蔔條就是你嘗試截然不同零嘴的大好機會。要記住，有些烤箱可能需要花較長時間烘烤胡蘿蔔，每面可能需要多烤 5 分鐘。

材料：

酪梨油

胡蘿蔔

鹽巴

補充調味

煙燻匈牙利紅甜椒粉	迷迭香粉
大蒜粉	乾燥剁碎的蝦夷蔥

作法：

1. 烤箱預熱至攝氏 220 度，烤盤上噴灑少許酪梨油。

2. 將胡蘿蔔切成小條狀，想吃多少就切多少。可用以下其中一種方法進行：（一）拿一把菜刀，將小胡蘿蔔切成四等份的長條狀，或是將一般胡蘿蔔切半，再分別切成四等份。（二）用切蔬菜的器具切成「薯條狀」。

3. 胡蘿蔔根根分明擺上烤盤，稍微撒上酪梨油，然後撒鹽巴。

4. 烘烤 15 分鐘，胡蘿蔔條翻面，或左右翻面，繼續烤 15 分鐘。目標是把胡蘿蔔條烤到金黃或略微焦脆，呈現焦香風味。

5. 胡蘿蔔烤好後，加入補充調味料，剛出爐趁熱吃最好。

甜菜脆片

備料時間：5 分鐘　　**烹調時間**：20 分鐘　　**成品**：4 杯份

這個甜菜片真的和你常吃的普通洋芋片不同，既是完美的健康零嘴，也很容易做。甜菜含有可以對抗心臟病、調節荷爾蒙、協助解毒的胺基酸，雖然蔬果刨很好用，但並非必備品。至於健康，適當的甜菜分量是每週 2 或 3 次半杯的煮熟甜菜或果汁，以下食譜則是另類攝取甜菜的有趣方法。

材料：

中大型甜菜，洗滌刷淨 ⋯⋯⋯⋯ 3 顆	海鹽 ⋯⋯⋯⋯⋯⋯⋯⋯⋯⋯⋯⋯⋯⋯⋯ 適量
迷迭香，稍微切過 ⋯⋯⋯⋯⋯ 2 或 3 根	現磨黑胡椒 ⋯⋯⋯⋯⋯⋯⋯⋯⋯⋯⋯ 適量
酪梨油 ⋯⋯⋯⋯⋯⋯⋯⋯⋯⋯⋯ 適量	

作法：

1. 烤箱預熱至攝氏 190 度，烤盤架放在烤箱正中央，兩個烤盤鋪上烤紙。
2. 以蔬菜刨或鋒利菜刀削切甜菜，盡量切成厚度一致的薄片。想知道厚度是否剛好，切的時候可以注意甜菜片是否稍微捲曲，厚度一致可確保甜菜受熱均勻，口感脆度也剛好。
3. 在烤盤上分開鋪平甜菜片，噴灑酪梨油，加入一小撮鹽巴和胡椒，撒上迷迭香，翻攪甜菜片，讓每一片均勻沾附調味料。
4. 只鋪一層甜菜片，每一片都不要重疊，烤 15 至 20 分鐘，或烤到香脆微焦。要隨時注意烘烤進度，不然很容易烤焦。烤好從烤箱取出，稍微冷卻就可以開動啦。

辣味烤胡蘿蔔

備料時間：5 分鐘　　**烹調時間**：25 分鐘　　**成品**：製作 6 杯或 4 份當作配菜

　　除了風味豐富，胡蘿蔔也富含維他命 A，是大腦需要能量時最應該補充的好東西。烤胡蘿蔔是很好的零嘴，但也適合當作烤雞或烤豬的配菜。

材料：

胡蘿蔔，切成 0.6 公分的斜長條狀	孜然粉 …………………… 1 茶匙
……………………900 公克	海鹽 ……………………… ½ 茶匙
葡萄籽油 ……………… 1 湯匙	剁碎的新鮮香菜葉 ………… 2 湯匙
辣椒粉 ………………… 1 茶匙	萊姆汁 …………………… 2 湯匙

作法：

1. 烤架擺放於烤箱下面第三層，烤箱預熱至攝氏 230 度，烤盤鋪上烤紙。
2. 取一大碗，調勻葡萄籽油、辣椒粉、孜然粉、鹽巴，接著加入胡蘿蔔條拌一拌，讓調味料均勻沾附。把胡蘿蔔條平鋪在烤盤上，烘烤 20 至 25 分鐘，翻面一次，烤到軟化焦香。
3. 烤胡蘿蔔和香菜葉和萊姆汁一起攪拌，馬上開吃。

爽口小黃瓜彩椒沙拉

備料時間：5 分鐘　**烹調時間**：10 分鐘　**成品**：4 人份

　　沙拉老是吃萵苣，覺得無聊、想要來點爽口的美妙滋味嗎？那你得試試看這一道沙拉。鷹嘴豆是你的優質碳水化合物，橄欖油和酪梨則是優質脂肪，搭配一份蛋白質（例如雞肉），就是一道傳統沙拉的健康改良版，可以加入大約 1 杯雞肉絲，補充蛋白質。

材料：

中型小黃瓜，切塊……………3 條	鷹嘴豆（洗淨，瀝乾水分）……420 公克
多色彩椒，切塊………………2 顆	新鮮香菜葉，剁碎（可省略）…適量
大型熟番茄……………………1 顆	檸檬原汁………………………1 顆
中型酪梨，切大塊…………… ½ 顆	橄欖油…………………………2 湯匙
中型洋蔥（可省略）………… ¼ 顆	海鹽和現磨胡椒………………適量

作法：

取一大攪拌缽，放入小黃瓜、彩椒、番茄、酪梨、洋蔥、鷹嘴豆。若要吃香菜葉，請這時撒上，然後澆淋檸檬汁和橄欖油，均勻攪拌，以鹽巴和胡椒調味。

沒吃完怎麼辦

由於這道沙拉沒用到萵苣，冷藏過夜沒問題。

小撇步

1. 大型番茄可換成 250 毫升小番茄。
2. 檸檬原汁可用 1½ 顆萊姆原汁。

香烤橘椒湯

備料時間：10 分鐘　　**烹調時間**：25 分鐘　　**成品**：4 人份

　　這份食譜的靈魂人物就是可口細膩的橙椒，橙椒不只賦予這道湯品濃稠質地，更帶出我最愛的溫和辛辣滋味。利用「無限吃」食材、享受這一道美味湯品，是件何其簡單的事，湯品的辣度屬於中辣等級，如果你喜歡溫和一點，只需要把紅椒片改成半茶匙。手持攪拌器很方便，但你也可以用食物調理機或果汁機把湯打成泥。

材料：

酪梨油⋯⋯⋯⋯⋯⋯⋯⋯1 湯匙	蔬菜或雞高湯（有機）⋯⋯⋯⋯4 杯
甜洋蔥，切丁⋯⋯⋯⋯⋯1 大顆	橙椒，烘烤過⋯⋯⋯⋯⋯4 ～ 5 顆
大蒜，剁碎⋯⋯⋯⋯⋯⋯2 湯匙	番茄，切塊⋯⋯⋯⋯⋯⋯⋯⋯4 杯
紅辣椒片⋯⋯⋯⋯⋯½ ～ 1 茶匙	新鮮香芹，剁碎⋯⋯⋯⋯⋯¼ 杯
海鹽⋯⋯⋯⋯⋯⋯⋯⋯⋯1 茶匙	新鮮羅勒，剁碎⋯⋯⋯⋯⋯¼ 杯

作法：

1. 取一 7 公升大鍋，以中火熱油，拌入洋蔥、大蒜、紅椒片、鹽巴，爆香大約 3 分鐘，炒至洋蔥變透明。

2. 加入高湯、橙椒、番茄，調成小火蓋上鍋蓋，燜煮 20 分鐘，中途不時攪拌。

3. 以手持攪拌器、食物處理機或果汁機把湯打成泥，再倒回鍋裡。燜煮 5 分鐘，接著加入香芹和羅勒，再攪拌燜煮 5 分鐘。如果需要，可以品嚐並調整調味。

[沒吃完怎麼辦]

這道湯品隔夜喝也美味，密封冷藏，隔天再當午餐或晚餐享用。

新鮮春季冷湯

準備時間：3 至 12 小時（包括隔夜冰鎮）　**成品**：4 人份

　　這道不用煮的湯品非常適合春夏季。冷湯傳統上是冰涼飲用，通常是天氣變熱時大家會喝的湯品，清爽沁脾，也是最受大家歡迎的幾種新鮮香草喧兵奪主的場合。若有手持攪拌器的話，製作起來很方便，但食物調理機也能將湯打成泥。

材料：

羅馬番茄（李子），去皮去籽，切小塊 ……………………… 3 顆	剁碎的新鮮香草 ………………… 2 湯匙（龍蒿葉、百里香、香芹）
小黃瓜，削皮去籽 ………… 1 大條	紅酒醋 …………………………… ¼ 杯
紅椒，去籽去內膜，切塊 …… 1 顆	大蒜，剁碎 ……………………… 2 顆
中型白洋蔥，切塊 ………… 1 顆	番茄糊 …………………………… 2 湯匙
罐頭番茄汁 ………………… 3 杯	檸檬原汁 ………………………… ½ 顆
海鹽 …………………………… 少許	卡宴辣椒粉 ……………………… 少許

作法：

1. 將番茄、小黃瓜（切塊）、紅椒、洋蔥分別挑出 2 湯匙的分量，靜置備用，剩餘的全倒進一只大碗，然後加入番茄汁、香草、醋、大蒜、番茄糊，使用手持攪拌器打成泥，或是把食材丟進食物調理機，打至質地細緻。如果過於濃稠，可加少許水達到所欲稠度。

2. 試味道，調整調味，加入檸檬汁、鹽巴、卡宴辣椒粉。蓋上蓋子，冷藏至少 3 個鐘頭，能放過夜的話最好。準備上桌時，用勺子舀入碗內，以先前保留的新鮮蔬菜裝飾。

亞洲風味煲湯

備料時間：5分鐘　**烹調時間**：2至3小時　**成品**：4人份

你在找好喝的煲湯或湯底嗎？乾脆自己動手做吧！這道亞洲風味煲湯湯底的靈魂食材是可口的香菇，還有少許香茅和紅椒片。這道美味湯品可以直接喝，也可以當作許多料理的湯底。

材料：

雞高湯或蔬菜高湯（有機）⋯⋯6杯	中型胡蘿蔔，切塊⋯⋯⋯⋯⋯⋯3顆
水⋯⋯⋯⋯⋯⋯⋯⋯⋯⋯⋯⋯⋯6杯	切塊的香菇⋯⋯⋯⋯⋯⋯3～4杯
中型洋蔥，直接切塊⋯⋯⋯⋯2顆	香茅梗，切段⋯⋯⋯⋯⋯⋯⋯1根
大蒜，切半⋯⋯⋯⋯⋯⋯⋯⋯1顆	紅椒片⋯⋯⋯⋯⋯⋯⋯⋯⋯1茶匙
生薑5公分，切片⋯⋯⋯⋯⋯1塊	海鹽⋯⋯⋯⋯⋯⋯⋯⋯⋯1～2匙
西洋芹梗，切段⋯⋯⋯⋯⋯⋯3根	

作法：

1. 將所有原料丟進4公升容量的湯鍋，煮沸，蓋上鍋蓋調至小火，燜2至3個鐘頭。
2. 煲湯倒入一大只碗，立即享用，或是蓋好鍋蓋，冷藏可達7天，冷凍的保存期甚至更長。

甜菜小茴香湯

備料時間：5 分鐘　**烹調時間**：40 分鐘　**成品**：4 人份

　　你對小茴香的認識有多少？這種蔬菜的味道很有趣，具有甘草香氣，跟帶土味的甜菜很搭，兩樣蔬菜搭在一起，就是一道美味湯品。這是我最愛的其中一道食譜，我真的迫不及待想和你分享，為你下一頓晚餐帶來豐盛健康的滋味。

材料：

橄欖油

中型紅甜菜，削皮切丁⋯⋯⋯4 顆

水 ⋯⋯⋯⋯⋯⋯⋯⋯⋯⋯⋯ ¼ 杯

肉桂粉 ⋯⋯⋯⋯⋯⋯⋯ ½ 茶匙

辣椒粉 ⋯⋯⋯⋯⋯⋯⋯ ½ 茶匙

雞高湯（有機）⋯⋯⋯⋯⋯⋯4 杯

球莖茴香，切塊，葉子剁碎當裝飾

⋯⋯⋯⋯⋯⋯⋯⋯⋯⋯⋯ 1¾ 杯

溫和的（有機）蜂蜜⋯⋯⋯⋯1 湯匙

海鹽 ⋯⋯⋯⋯⋯⋯⋯⋯⋯ ½ 茶匙

現磨白胡椒 ⋯⋯⋯⋯⋯⋯ ⅓ 茶匙

作法：

1. 大型平底深鍋中倒入少許橄欖油，以中大火熱油。加入甜菜、水、肉桂粉、辣椒粉，拌炒甜菜 5 分鐘左右，直至軟化。

2. 加入高湯、切好的球莖茴香塊、蜂蜜，開火煮沸，接著將火調小，燜煮 40 分鐘或煮到材料全軟熟。

3. 稍微冷卻高湯，然後分批倒進果汁機攪成泥，或用手持攪拌器在鍋裡打成泥。撒上鹽巴和胡椒，倒入碗裡，用少許剁碎的小茴香葉裝飾湯品。

$\boxed{\text{全素版}}$

若要製作全素版，可把雞高湯換成蔬菜高湯，不要加蜂蜜。

$\boxed{\text{沒吃完怎麼辦}}$

這道湯容易冷凍保存，蓋上蓋子冷藏，隔日又是一頓美味餐點。

鹹香茄子船

備料時間：25 分鐘　　**烹調時間**：20 分鐘　　**成品**：4 人份
特殊設備：橫紋烤盤

　　這道烤茄子料理很適合帶到公司當午餐，也適合在家享用。份量已經預先配好，每一片都是吸飽了醬汁的可口茄子。小警告：跟蘋果一樣，茄子切片後很容易氧化變黃，所以奉勸烹煮前再切即可。另外，這道料理需要用到橫紋烤盤。

材料：

酪梨油

中型黃洋蔥，切塊……………… 1 顆

紅椒、黃椒或橙椒 ……………… 2 顆

大蒜，剁碎……………………… 3 顆

嫩菠菜 …………………………225 公克

中型茄子，切成約 1 公分……… 2 顆
（細長茄子做成的成品最優）

義大利陳年葡萄醋………………½ 杯

酸豆，濾掉水分…………………2 湯匙

匈牙利紅甜椒粉…………………少許

海鹽 ……………………………適量

小番茄或聖女番茄…………1 公升
（切成四等份）（或者三大顆成熟番茄，
切成約一公分塊狀）

作法：

1. 烤箱預熱至攝氏 220 度，烤盤鋪上烤紙。

2. 以中大火加熱長柄煎鍋，噴灑少許酪梨油。下洋蔥，爆炒 2 至 3 分鐘至透明，再拌入彩椒，拌炒約 15 分鐘至軟化，不時拌炒。如果太乾，可以加少許水，以免沾鍋。鍋內摻入大蒜和嫩菠菜，爆炒 2 至 3 分鐘，然後擱置備用。

3. 稍微用酪梨油噴灑上茄子，使用爐盤專用的橫紋烤盤，稍微烤過茄子條兩面，翻面一次，總共烤 10 至 15 分鐘。茄子條烤好後放在烤盤，和先前炒好的彩椒一起平鋪，烤 20 分鐘直至茄子變軟。

4. 以中型平底深鍋煮沸葡萄醋，悶煮蒸發一半醋汁。

5. 倒入酸豆、番茄，以大火煮 3 至 5 分鐘，這樣應該就能煮出濃稠醬汁。

6. 在烤好的茄子淋上義大利陳年葡萄醋番茄醬汁，最後撒上匈牙利紅甜椒粉和少許鹽巴，趁熱吃。

櫛瓜麵配布切塔

備料時間：25 分鐘（包括醃製和螺旋切絲的時間）
烹調時間：5 分鐘　**成品**：4 人份

　　螺旋切絲器可以做出超多美味料理，這種蔬菜麵是其中一種最好的料理。這類「義大利麵」完美取代了傳統麵條，以幽默形式重新包裝櫛瓜，你全家人肯定都會愛上它。若想煮一道完整正餐，可以加上瘦肉（例如炙烤雞肉）。

材料：

羅馬（李子）番茄，切丁 ………… 2 顆
中型黃洋蔥，切丁 ……………… ¼ 顆
義大利陳年葡萄醋 …… 3 ～ 5 湯匙
橄欖油 …………………………… ¼ 杯

新鮮羅勒，剁碎 ………………… ¼ 茶匙
中型綠櫛瓜 …………………………… 3 顆
海鹽和現磨胡椒 ………………… 適量

作法：

1. 取一只碗製作醃料，混勻番茄、洋蔥、葡萄醋、橄欖油和羅勒，將醃料置於冰箱冷藏 15 分鐘，中間不時攪拌。

2. 醃製同時，用螺旋切絲器製作櫛瓜麵。

3. 取一大型長柄煎鍋，以中大火加熱，倒入櫛瓜麵，稍微炒 5 分鐘，保留麵條韌度。在麵條上澆淋做好的番茄醃醬，以鹽巴和胡椒調味，用湯匙撈出麵條，馬上開動。

四季豆佐味噌芝麻醬

備料時間：5 分鐘　**烹調時間**：10 分鐘　**成品**：4 人份

　　你可以說這道菜是傳統四季豆砂鍋的另類版本，四季豆跟綠色菜葉類一樣，本身富含葉綠素，亦含有豐富的天然矽酸鹽，對頭髮和皮膚健康都有好處。四季豆也是攝取纖維的良好來源，所以你還在等什麼？搭配本來就很天然健康的發酵食品味噌，這道料理是任何餐點的美味配菜，肚子餓的時候也是隨時都適合的完美零食。

材料：

白芝麻 …………………… 2½ 湯匙	四季豆，拔絲 …………………450 公克
無調味日本米醋 ………………… ¼ 杯	海鹽 ……………………………… 1 茶匙
白味噌糊………………………2 湯匙	

作法：

1. 在香料研磨皿內，磨碎兩湯匙白芝麻，或放進塑膠袋，用麵棍滾壓成粉末。

2. 取一小碗，混合白芝麻粉末、米醋和味噌，攪打至混合均勻，醬料靜置備用。

3. 在一大平底深鍋內倒入水，高度約為鍋子的 ¾，煮到沸騰，倒入四季豆和鹽巴，水煮 6 至 8 分鐘，煮到豆子軟化為止。

4. 瀝掉煮豆水，四季豆倒進淺碗，用湯匙挖出醬汁，澆上四季豆，再撒剩下的白芝麻裝飾（享用白芝麻的銅和植物固醇益處吧）。

小撇步

味噌選用有機天然發酵無基改較佳。

檸檬香煎綠色時蔬

備料時間：5 分鐘　　**烹調時間**：5 分鐘　　**成品**：4 人份

你上一次吃芥菜是什麼時候的事了？芥菜很適合一口氣煮起來，即使冷藏三天，依然新鮮美味。除此之外，芥菜跟芥末一樣帶有一股微妙嗆勁，熱熱著吃很可口。拌入你最愛的醬料，享受一頓快速餐點。最棒的是芥菜是十字花科蔬菜，意思是能夠降低罹癌風險，保衛甲狀腺。要是這不是三贏，什麼是三贏？

材料：

芥菜，拔除根莖……………………2 把　　黑胡椒……………………………¼ 茶匙

夏威夷堅果油………………………2 湯匙　　卡宴辣椒粉………………………1 小撮

海鹽…………………………………¼ 茶匙

作法：

1. 芥菜放入碗中，與一湯匙的堅果油、鹽巴、黑胡椒、卡宴辣椒粉拌勻。

2. 取一大型長柄煎鍋，以大火加熱最後一湯匙的堅果油，分次倒入芥菜，不時翻炒 2 分鐘，直到芥菜縮水。趁熱吃吧。

[沒吃完怎麼辦]

煮好的芥菜很好保存，蓋上蓋子，可以冷藏保鮮三天。

四週重整飲食計畫

　　以下是四週重整食療的完整建議菜單，如果你選擇照著吃，每天晚餐都吃得到新菜色，每天都會喝到新果昔，每週都有全新的採買清單，每天都有不同的無限吃零食靈感。你也可以某幾天選擇晚餐組合指南和果昔組合指南（請見第 163 和第 130 頁），外出時則可以按照第十章的旅遊建議，選擇餐點。

　　有了建議食譜和菜單，預設推薦是每天早晨一口氣做好果昔。如果你的果汁機空間夠大就加倍容量，一口氣打好兩份。要是不夠大則可先預留原料，第一份做好後，再打第二份果昔。將午餐果昔裝在玻璃或鋼鐵製容器保冷，要是不在家午餐，就把果昔裝在小保冷袋裡，帶在身邊。請注意，以上只是建議而已，如果你某天覺得不需要，可以直接省略。大多數人在重整飲食法開始幾天後，就不會覺得那麼餓，採購乾貨原料前，先檢查是否還有剩下前幾週的存貨。

　　另外，請特別注意有些清單裡的原料並未用於本書食譜，而是可以當作簡便零嘴的各種農產品建議。也歡迎至 metabolismresetdietbook.com 網站，下載採購清單的列印版本。

第一週採購清單

農產品

- [ ] 新鮮菠菜，2 袋
- [ ] 木瓜，1 大顆
- [ ] 檸檬，5 顆
- [ ] 大蒜，2 顆 6 瓣
- [ ] 白洋蔥，1 大顆
- [ ] 櫛瓜，中型 1 條
- [ ] 黃洋蔥，中型 4 顆
- [ ] 萵苣，1 顆
- [ ] 香茅，2 株
- [ ] 香菜葉，2 把
- [ ] 橘椒，烤過的 4 至 5 顆
- [ ] 新鮮番茄，中型 8 顆
- [ ] 新鮮羅勒，1 把
- [ ] 香菇，1 包（約 450 公克）
- [ ] 新鮮龍蒿，1 把
- [ ] 酪梨，中型 1 顆
- [ ] 臍橙（有機），1 包
- [ ] 香蕉，中型 6 根
- [ ] 生薑，3 塊
- [ ] 紅蔥頭，中型 1 顆
- [ ] 西洋芹，7 株
- [ ] 花椰菜，1 顆
- [ ] 甜洋蔥，1 大顆
- [ ] 黃肉馬鈴薯，中型 3 顆
- [ ] 萊姆，1 顆
- [ ] 泰國辣椒，1 根
- [ ] 新鮮蝦夷蔥，1 把
- [ ] 紅椒、黃椒或橘椒，5 顆
- [ ] 新鮮香芹，2 把
- [ ] 茄子，中型 2 顆
- [ ] 小黃瓜，4 大根
- [ ] 新鮮百里香，1 把
- [ ] 草莓（有機），550 毫升容器的量
- [ ] 紅皮馬鈴薯，中型 4 至 5 顆
- [ ] 胡蘿蔔或小胡蘿蔔，10 至 14 根（約 225 公克）
- [ ] 蕪菁甘藍（黃蕪菁），中型 1 顆
- [ ] 小番茄，1.1 公升容器的量

肉類／魚

☐ 鮭魚排，450 公克

☐ 火雞絞肉，225 公克

☐ 烤牛肉（有機），900 ～ 1350 公克（不含骨頭重量）

☐ 蝦（野生），1350 公克

☐ 雞胸肉（有機），450 公克

飲品

☐ 綜合蔬果汁或番茄泥（有機），1 罐（450 公克）

☐ 番茄汁，1 罐（420 公克）

罐頭／瓶裝食品

☐ 原粒帶籽第戎芥末醬，1 罐（112 公克）

☐ 番茄糊，1 罐（170 公克）

☐ 牛肉高湯（有機），1 罐（900 公克）

☐ 蔬菜或雞高湯（有機），1 罐（900 公克）

☐ 白色豆類，2 罐（420 公克）

☐ 鷹嘴豆，1 罐（420 公克）

☐ 低脂椰奶，1 罐（420 公克）

☐ 酸豆，1 罐（112 公克）

☐ 泰式或越式魚露，1 瓶（224 公克）

☐ 蘋果醋，1 瓶（450 公克）

☐ 紅酒醋，1 瓶（450 公克）

☐ 義大利陳年葡萄醋（巴薩米克醋），1 瓶（450 公克）

	第一週菜單	食譜頁碼
第一天	果昔：草莓柳橙果昔	132
	晚餐：十分鐘炙烤鮭魚碗公餐	164
	無限吃零食建議：烤胡蘿蔔條	220
第二天	果昔：烘烤草莓果昔	133
	晚餐：牧羊人派	182
	無限吃零食建議：香烤橘椒湯	225
第三天	果昔：可可凍飲	134
	晚餐：秋季蔬食烤牛肉	188
	無限吃零食建議：鹹香茄子船	230
第四天	果昔：經典綠色果昔	135
	晚餐：辣味蝦仁豆	200
	無限吃零食建議：亞洲風味煲湯	227
第五天	果昔：杏仁香脆燕麥果昔	136
	晚餐：無蛋尼斯沙拉	213
	無限吃零食建議：小胡蘿蔔	
第六天	果昔：薑味木瓜薄荷果昔	137
	晚餐：泰美味雞肉椰子湯	202
	無限吃零食建議：新鮮春季冷湯	226
第七天	果昔：胡蘿蔔香料果昔	138
	晚餐：檸檬蝦夷蔥烤蝦	206
	無限吃零食建議：爽口小黃瓜彩椒彩虹沙拉	224

第二週採購清單

農產品

☐ 石榴，1 顆
☐ 新鮮迷迭香，1 把
☐ 甜菜，1 把
☐ 新鮮椰子，1 顆
☐ 綠捲心菜，中型 1 顆
☐ 大蒜，中型 6 顆
☐ 胡蘿蔔，7 大根
☐ 生薑，1 塊（7.6 公分）
☐ 紅椒，1 顆
☐ 花生，1 包去殼（225 公克）
☐ 小馬鈴薯，450 公克
☐ 紅洋蔥，中型 3 顆
☐ 萵苣，2 顆
☐ 檸檬，1 顆
☐ 番茄，中型 4 顆
☐ 香菇，2 包（450 公克）
☐ 荷蘭豆，1 包（450 公克）
☐ 小茴香，1 顆

☐ 新鮮菠菜，2 袋（225 公克）
☐ 青蘋果，中型 1 顆
☐ 鳳梨，1 顆
☐ 新鮮薄荷，1 把
☐ 甜洋蔥或黃洋蔥，中型 4 顆
☐ 新鮮羅勒，3 把
☐ 萊姆，3 顆
☐ 青花菜，1 顆
☐ 青蔥，5 根
☐ 新鮮香芹，1 把
☐ 四季豆，450 公克
☐ 小紅皮馬鈴薯，450 公克
☐ 新鮮香菜葉，1 把
☐ 櫛瓜，中型 6 至 8 條
☐ 西洋芹，6 株
☐ 香茅，1 株
☐ 花椰菜花蕾，1 包（450 公克）
☐ 小番茄，550 毫升容器的量

肉類 / 魚

☐ 絞肉，450 公克
☐ 阿拉斯加鮭魚排（野生），450 公克
☐ 雞胸肉（有機），分成兩塊，約 675 公克

☐ 大西洋鱈魚排（野生），450 公克

☐ 罐裝鮭魚（野生），1 罐（420 公克）

☐ 雞肉（有機），450 公克

冷凍食品

☐ 冷凍黑櫻桃，1 包（450 公克）

罐頭／瓶裝食品

☐ 南瓜泥，1 罐（420 公克）

☐ 葡萄乾（有機），1 包（450 公克）

☐ 番茄醬汁，1 罐（420 公克）

☐ 花生醬（有機），1 罐（450 公克）

☐ 烤芝麻油，1 瓶（225 公克）

☐ 溜醬油，1 瓶（335 公克）

☐ 辣椒麻油，1 瓶（225 公克）

☐ 糙米醋，1 瓶（450 公克）

☐ 紅酒醋，1 瓶（335 公克）

☐ 第戎芥末醬，1 罐（110 公克）

☐ 橄欖油（有機），1 瓶（450 公克）

☐ 酪梨油，1 瓶（450 公克）

☐ 黑豆，1 罐（420 公克）

☐ 玉米粒（有機），1 罐（420 公克）

☐ 義大利陳年葡萄醋（有機巴薩米克醋），1 瓶（450 公克）

☐ 雞高湯（有機），1 盒（900 公克）

☐ 蜂蜜（有機），1 罐（225 公克）

☐ 日式米醋（無調味），1 瓶（225 公克）

☐ 白味噌糊（自然發酵），1 罐（140 公克）

	第二週菜單	食譜頁碼
第一天	果昔：綜合迷迭香石榴汁	139
	晚餐：鹹香蜜汁高麗菜捲	184
	無限吃零食建議：亞洲風味煲湯	227
第二天	果昔：蘋果肉桂燕麥果昔	140
	晚餐：香薑萊姆風味野生鮭魚排	207
	無限吃零食建議：荷蘭豆和花椰菜花	
第三天	果昔：山核桃角豆香蕉果昔	141
	晚餐：中式藜麥雞肉沙拉	218
	無限吃零食建議：甜菜小茴香湯	228
第四天	果昔：超級紅色果昔	142
	晚餐：煎鱈魚佐馬鈴薯冷盤	212
	無限吃零食建議：西洋芹棒	
第五天	果昔：香蕉南瓜果昔	143
	晚餐：馬鈴薯鮭魚沙拉	216
	無限吃零食建議：四季豆佐味噌芝麻醬	233
第六天	果昔：綠色鳳梨可樂達	144
	晚餐：藜麥萵苣捲餅	172
	無限吃零食建議：小番茄和海鹽青蔥	
第七天	果昔：有機角豆薄荷飲	145
	晚餐：番茄烤蝦櫛瓜麵	208
	無限吃零食建議：櫛瓜麵配布切塔	232

第三週採購清單

農產品

☐ 香蕉，中型 1 根　　　　☐ 檸檬，3 顆

☐ 萊姆，3 顆　　　　☐ 梅子，中型 3 顆

☐ 新鮮香芹　　　　☐ 柳橙，3 顆

☐ 奇異果，1 顆　　　　☐ 新鮮香菜葉，2 把

☐ 生薑，1 塊（7.6 公分）　　　　☐ 黑莓，1100 毫升容器的量

☐ 桃子，中型 1 顆　　　　☐ 四季豆（有機），225 公克

☐ 大蒜，1 顆　　　　☐ 小黃瓜，中型 1 條

☐ 紅洋蔥，中型 2 顆　　　　☐ 新鮮薄荷，1 把

☐ 新鮮蒔蘿，1 把　　　　☐ 洗淨芝麻葉，1 袋（225 公克）

☐ 黃洋蔥，大型 1 顆　　　　☐ 甜菜，中型 8 顆

☐ 馬鈴薯，中型 3 顆　　　　☐ 香菇，1 包（450 公克）

☐ 青花菜，1 把　　　　☐ 酪梨，1 顆

☐ 墨西哥辣椒，1 根　　　　☐ 小胡蘿蔔，1 包（450 公克）

☐ 芥菜，1 把（約 560 公克）　　　　☐ 迷迭香，4 至 6 枝

☐ 聖女小番茄（有機），1100 毫升容器的量

☐ 藍莓或覆盆子，550 毫升容器的量

☐ 胡蘿蔔，大型 5 根，中型 2 根

☐ 青花菜芽，2 把（約 1350 公克）

☐ 花椰菜花蕾，2 包（450 公克）

肉類／魚

☐ 全雞，1 隻（900 ～ 1350 公克）

☐ 側腹牛排（草飼），112 公克

☐ 雞胸肉，4 塊（約 900 公克）

☐ 雞肉香腸（有機），225 公克

冷凍食品

☐ 小綠豌豆，1 包（450 公克）

☐ 藍莓，1 包（450 公克）

乾貨食品

☐ 甜味劑，例如：甜菊、羅漢、木糖醇粉，1 包（28 公克）

☐ 豌豆蛋白粉或其他蛋白粉，14 份

☐ 夏威夷堅果，1 包（450 公克）

☐ 綠茶（低咖啡因），1 包

☐ 奇亞籽，1 包（225 公克）

☐ 葵花籽，1 包（450 公克）

☐ 芝麻，1 包（225 公克）

☐ 杏仁精，1 瓶（28 公克）

☐ 核桃仁，1 袋（450 公克）

☐ 粗海鹽（不含碘），1 包（450 公克）

☐ 胡椒，1 盒（15 公克）

☐ 葛粉，1 盒（15 公克或者以上）

☐ 孜然粉，1 盒（15 公克或者以上）

☐ 紫米，1 包（450 公克）

☐ 白芝麻，1 包（450 公克）

☐ 綠蕉粉，1 包（450 公克）

☐ 卡宴辣椒粉，1 盒（15 公克或者以上）

	第三週菜單	食譜頁碼
第一天	果昔：夏威夷堅果綠茶	146
	晚餐：番茄小黃瓜四季豆沙拉佐核桃醬	214
	無限吃零食建議：烤胡蘿蔔條	220
第二天	果昔：藍莓乳酪果昔	147
	晚餐：簡易慢燉雞肉	187
	無限吃零食建議：小胡蘿蔔和青花菜花蕾	
第三天	果昔：冰涼青梅飲	148
	晚餐：南瓜沙拉	176
	無限吃零食建議：檸檬香煎綠色時蔬	234
第四天	果昔：柳橙奇異果香菜葉汁	149
	晚餐：涼拌馬鈴薯甜菜鮮蔬沙拉	178
	無限吃零食建議：甜菜脆片	222
第五天	果昔：桃子玫瑰露	150
	晚餐：芝麻牛肉青花菜	204
	無限吃零食建議：青花菜花蕾	
第六天	果昔：冰涼梅子萊姆汁	151
	晚餐：黑莓莎莎醬烤雞	198
	無限吃零食建議：四季豆佐味噌芝麻醬	233
第七天	果昔：黑莓杏仁奇亞籽果昔	152
	晚餐：青花菜芽雞肉飯	192
	無限吃零食建議：甜菜脆片	222

第四週採購清單

農產品

☐ 萊姆，4 顆
☐ 生薑，1 塊（7.6 公分）
☐ 黑櫻桃，1 包（450 公克）
☐ 牛皮菜（茄茉菜），1 把
☐ 新鮮香菜，2 把
☐ 覆盆子，550 毫升容器量
☐ 大蒜，4 顆
☐ 小黃瓜，3 大條
☐ 新鮮薄荷，1 把
☐ 小番茄，1100 毫升容器量
☐ 西洋芹，1 把
☐ 櫛瓜，中型 2 條
☐ 番茄，中型 4 顆
☐ 蘑菇，2 包（450 公克）
☐ 青蔥，1 把
☐ 小胡蘿蔔，1 包（450 公克）
☐ 洋蔥，中型 2 顆
☐ 檸檬，2 顆
☐ 香菇，2 包（450 公克）
☐ 球莖茴香，1 顆
☐ 聖女小番茄（有機），950 毫升容器量
☐ 萵苣（奶油萵苣或結球萵苣），2 顆
☐ 青江菜，1 把連同菜葉，4 至 6 株

☐ 血橙，1 顆
☐ 香蕉，中型 3 根
☐ 新鮮菠菜，2 袋（170 公克）
☐ 酪梨，1 顆
☐ 新鮮香芹，2 把
☐ 桃子，中型 1 顆
☐ 四季豆（有機），225 公克
☐ 紅洋蔥，中型 1 顆
☐ 新鮮蒔蘿，1 把
☐ 新鮮百里香，2 把
☐ 胡蘿蔔，大型 6 根
☐ 黃洋蔥，大型 4 顆
☐ 新鮮羅勒，1 把
☐ 荷蘭豆，1 包（450 公克）
☐ 紅椒，1 顆
☐ 新鮮龍蒿，1 把
☐ 甜菜，中型 4 顆
☐ 香茅，1 株
☐ 花椰菜花蕾，1 包

肉類／魚

☐ 去皮去骨雞胸肉（有機），675 公克

☐ 任選白魚排，450 公克

☐ 瘦火雞絞肉（有機），450 公克

飲品

☐ 任選烹飪酒，1 瓶　　☐ 番茄汁，2 罐（450 公克）

冷凍食品

☐ 藍莓，1 包（450 公克）

麵包／烘焙食品

☐ 墨西哥捲餅米餅皮，1 包（280 公克）

罐頭／瓶裝食品

☐ 橄欖油，1 瓶（450 公克）　　☐ 紅腰豆，1 罐（420 公克）

☐ 白腎豆，1 罐（420 公克）　　☐ 鷹嘴豆，1 罐（420 公克）

☐ 切塊番茄，1 罐（420 公克）　　☐ 雞高湯（有機），兩瓶（900 公克）

☐ 椰奶，1 罐（420 公克）　　☐ 酪梨油，1 瓶（225 公克）

☐ 花豆，1 罐（420 公克）　　☐ 醬油，1 瓶（335 公克）

☐ 甜辣醬，1 瓶（225 公克）　　☐ 蔬菜高湯，1 瓶（900 公克）

☐ 南瓜泥，1 罐（420 公克）　　☐ 紅酒醋，1 瓶（450 公克）

☐ 番茄糊，1 罐（170 公克）　　☐ 蜂蜜（有機），1 罐（225 公克）

☐ 夏威夷堅果油，1 瓶（450 公克）

☐ 蘋果醋，1 瓶（225 公克）

☐ 泰式或越式魚露，1 瓶（225 公克）

☐ 照燒醬（無麩質），1 罐（225 公克）

	第四週菜單	食譜頁碼
第一天	果昔：藍莓萊姆果昔	154
	晚餐：番茄小黃瓜四季豆沙拉佐核桃醬	214
	無限吃零食建議：荷蘭豆	
第二天	果昔：血橙葵花籽果昔	155
	晚餐：無敵義大利蔬菜濃湯	196
	無限吃零食建議：小胡蘿蔔	
第三天	果昔：黑森林櫻桃果昔	156
	晚餐：香滑羅勒雞肉	194
	無限吃零食建議：新鮮春季冷湯	226
第四天	果昔：綠色能量果昔	157
	晚餐：發芽杏仁魚墨西哥玉米餅碗公餐	168
	無限吃零食建議：亞洲風味煲湯	227
第五天	果昔：覆盆子虎堅果飲	158
	晚餐：亞洲風味雞肉碗公餐	166
	無限吃零食建議：甜菜小茴香湯	228
第六天	果昔：薄荷巴西堅果果昔	159
	晚餐：健康火雞萵苣捲	174
	無限吃零食建議：小黃瓜條和花椰菜花蕾	
第七天	果昔：小荳蔻桃子果昔	162
	晚餐：純素南瓜燉飯	186
	無限吃零食建議：辣味烤胡蘿蔔	223

Chapter 9

保養篇

現在你的肝功能已經改善，新陳代謝也變得更順暢，只要多留意幾件小事，維持新陳代謝，身體就會自行調整管理體重，並且幫助你展開人生的全新篇章。我在這一章會教你怎麼做。

「未加工」是什麼意思？

要吃就吃健康天然食品或未加工食品，你肯定聽過這個建議，健康天然食品能保持新陳代謝功能順暢，可是「未加工」是指什麼？除了健行登山中途偶爾摘到的野生莓果，所有食物多少肯定都經過加工處理，剝皮柳橙算是健康天然食品嗎？

研究員為「未加工」提出幾種不同定義，有些是出於食品製造商的利益考量，並未考慮消費者的健康。廣受重視且對人類健康最具影響力的食物分級系統就是卡洛斯・蒙特羅醫師（Carlos Monteiro）發明的系統。

蒙特羅醫師提出了三種食物類別：輕加工、加工、超加工食品。為了研發這三種食物類別，他依照某族群食用某種食物的比例，評估各個族群的飲食。套入實際情況考量過後，他的模型站得住腳，結論也很明確：按照蒙特羅醫師的定義，一個人攝取的食物加工越少，他就越不容易得到肥胖症和慢性病。

未加工食品

蒙特羅醫師最早稱這類食物為「輕加工」食品，為了可以食用，這類食物的加工方法僅稍微改變食物原形。加工程序包括洗滌、抽芽、冷卻、發酵、擠壓、去脂、包裝、冷凍、真空包裝、乾燥、除菌。這類食品的保存期限一般很短，通常需要更多道準備手續才可食用。未加工食品包括：

- 雞蛋和蛋白
- 新鮮和冷凍肉品
- 新鮮和冷凍水果
- 去殼生堅果和種籽
- 新鮮和冷凍蔬菜
- 新鮮和冷凍海鮮及甲殼類
- 新鮮和冷凍家禽肉
- 完整打成泥的豆子和豆類，包括小扁豆、黑豆、花豆
- 無添加風味的全脂、低脂、零脂肪牛奶、優格、茅屋乳酪
- 只添加鹽巴、香草、調味品的天然發酵食品，例如味噌、泡菜、天貝、德國酸菜、印度甜酸醬
- 保持天然狀態、冷凍乾燥或研磨的烹飪用香草和調味品，包括未添加化學添加劑的薑、薑黃、大蒜、孜然、黑胡椒、鹽巴
- 完整全穀和無麵粉穀粒，像是燕麥碎粒、布格麥（小麥片）、玉米渣

未加工食品多吃無壞處，反而吃得越多對身體越好。沒錯，是有吃得過多的疑慮，但可能性不大，這些食物都很有飽足感，你曾經三更半夜溜進廚房，偷吃剩下的芥藍嗎？這類食物不會讓

人攝取過量或暴食，因為燃料量本身就低，吃的速度通常都會比較慢，吃夠了就能讓人覺得飽足。但要是把堅果當作零食吃，就算例外，是有可能食用過量。

加工食品

這類食品包括從未加工食品提煉的食物，工序用意是濃縮萃取食物的某個部分或延長保存期限。加工食品的處理工序包括碾磨、精製、加氫或水解，可能使用酵素或添加劑。大多數加工食品不是單獨食用，往往是和未加工食品當作食材一起用。雖然都是單成分食品，但是加工食品的燃料密度卻高於它們所萃取的食物原形。

要是小心使用，加工食品也可以是健康飲食的一部分，然而對許多人而言，加工食品可能是體重增加與慢性病的罪魁禍首，因為它們的飽足感不如未加工食品。以這方面來說，要是肚子不餓，加工食品可能不會讓你嘴饞。然而一旦吃起加工食品，就有可能隨便一吃就過量。加工食品的燃料密度高，所以可能在產生飽足感前就不小心吃過頭。和更高級別的高度加工食品不同，加工食品在你不餓時較不容易引起嘴饞，但在用餐時卻很容易吃過量。

提供一個簡單規則，那就是多吃一份未加工食品，尤其是蔬菜，以避免攝取過量的加工食品，包括：

- 糖
- 奶油
- 乳酪
- 乳脂

- 果乾
- 乳糖
- 豬油
- 玉米糖漿
- 無糖早餐麥片
- 乳瑪琳（人工奶油）
- 牛奶蛋白萃取物
- 麵食和義大利麵
- 含麩質麵粉和所有麵粉製品
- 甜味劑，例如：蜂蜜、糖蜜、楓糖漿
- 蔬菜油
- 無麩質麵粉和所有無麩質麵粉製品

高度加工食品

這類食品是未加工與加工食品的混合體，保存期限也很長，可能經由烘焙、煎炒、油炸等加工程序。很多高度加工食品也含有非食品級的化學添加劑、增味劑、防腐劑——救命喔！

高度加工食品非常可能啟動大腦的酬賞中樞，進而改變味蕾，讓消費者想吃這些食物。你也聽過品牌的廣告台詞：「讓你的嘴停不下來！」這類食品也最不易讓你感到飽足，尤其是液狀食品。很多人吃完後還是和沒吃時一樣餓，最後吃下更多超過人體需求的分量。

身體健康的人偶爾吃一下高度加工食品無礙，然而有肥胖病症的人最好能避免則避免，不少人發現他們一旦完全不吃這類食物，食欲就變得更容易控制。高度加工食品包括：

- 培根
- 餅乾
- 麵包
- 蛋糕
- 糖果
- 罐頭湯
- 雞塊
- 乳酪蛋糕
- 穀物棒

・甜餅乾	・炸雞	・醬料
・熟食店肉品	・洋芋片	・香腸
・甜甜圈	・熱狗	・炸玉米片
・速食	・冰淇淋	・蘇打汽水
・魚柳	・酥皮點心	・含糖飲料
・薯條	・冷凍披薩	・煙燻和鹽醃肉品

重整療程中，你的飲食主要都是未加工食品，並且會避開高度加工食品。很多本來嚴重嘴饞和食物上癮的人都發現，完全戒除高度加工食品比減少攝取容易。當然這個忠告在重整食療結束後一樣有用，但大多人發現要是他們的肝臟變健康，即使稍微越界也不那麼容易陷入嘴饞的循環。

無所不吃

跟大多說法一樣，流行飲食減肥法似乎都需要找一個罪魁禍首。食物之中，究竟誰才是真正的惡勢力，不同流行飲食的看法互為矛盾，但它們都舉雙手雙腳同意，人之所以會生病，都是某種罪大惡極的可惡食物害的。可怕喔，可怕！

某種可惡的食物一經揪出，大家往往會避免不吃，並且得到健康食物的嘉獎，像是體重減輕、健康活力，還有知道自己找到真相的信心。這個過程的開始通常需要幾天，往往最多維持數週至一年。當效果開始減弱時，他們就會更努力。無論罪魁禍首是誰，他們的努力似乎總是不夠，於是開始懷疑還有其他尚未揪

出的壞人，或是這種食物比他們想像的更惡劣，即使只攝取一點本應無害的份量，都足以摧毀充滿希望的救贖。在那之後，他們又開始一個全新循環，不過維持時間可能不到上一次的一半，而這種觀念明顯已不再管用，所以他們舉雙手投降，放棄這種飲食法，並且對惡劣食物投降，為此付出慘痛代價。

這時大家或多或少會重新吃起他們展開飲食法前的東西、修正記憶，說服自己某種飲食法其實沒問題，是自己有問題。

所有提出「惡劣」飲食的說法，幾乎都是思想實驗、試管研究、動物測試得出的結果，與人類的關聯性有多少，值得深思。另一種情況是有些人對某種食物出現罕見反應，於是就有了這種食物會讓人出現某種反應的支持論點。只因為某人可能對某種食物產生負面反應，並不表示這種食物對每個人都不好。例如我對馬毛嚴重過敏，不代表每個人都不適合學習騎馬。

請記得，某些食物對有些人有害，有些人則可能對花生等食物產生激烈的過敏反應，或者有乳糜瀉的人長期對麩質出現負面反應，或是乳糖不耐症的人不能攝取乳糖，其他人也可能出現來來去去的不耐症和敏感反應。如果你懷疑自己對某種食物不耐，請務必和你的醫師揪出元凶，看是否能夠逆轉，大多過敏和不耐症都是可以逆轉的。

人類是雜食性動物，我們仰賴眼花撩亂的食物種類存活，要是飲食範圍越寬廣，就活得越健康。要是我們完全不碰某種食物類型，就會失去對某種特定食物的耐受性。而要是我們不吃的食

物類型越多，腸道菌群的種類就越少，接著就是惡性循環，出現不同貨真價實的食物不耐症、微營養素缺乏風險、不再享受得到植物營養素的益處。

如果你掉入「壞食物」的陷阱，還有救贖的希望。一開始先從少量開始，從每種食物類別裡找出幾樣你可以吃的食物，每次採買食材時，找出一種你已經有一陣子沒碰的食物，然後慢慢擴增食材。

吃飽吃足

飲食裡未加工食品越多，分量不用太多就很容易飽足。如果你真的有意採用這種飲食策略，可以搜尋相關資料，有些未加工食品比其他讓人更容易感到飽足。蘇珊·霍特醫師帶頭研究的《常見食物的飽足指數》（Satiety Index of Common Foods）可以提供證據。截至目前，這個研究依然是唯一測試以上觀點、找出各種食物飽腹感的發表研究。

研究中，受試對象總共被餵食 38 種不同食物，而他們獲得的每種食物都控制在 240 卡路里，並且蓋上遮光罩，以降低食物視覺吸引造成的可能效果，他們所吃的食物幾乎每一口的大小和溫度都差不多。吃完每樣食物後，研究人員會請實驗受試者為他們的飢餓指數評分，兩個鐘頭過後，他們就可以去吃到飽美食吧，盡情吃他們想吃的東西，而且只要想去就去。科學家在暗中測量每位參與者吃下的食物分量，同時追蹤他們之後的飢餓指數（每15 分鐘追蹤一次）。

以下揭曉每樣食物的得分。若240卡路里的零食讓參與對象有飽腹感，他們之後在吃到飽美食吧的食量也較少，那麼就可以說這種零食具有飽足感。如果另一種240卡路里的零食讓受試者覺得肚子餓，他們接下來吃更多食物，那麼這種零食就比較不具飽腹感。白麵包的任意分數為100，其他食物則根據這個分數進行排名。

有些普遍概念漸漸浮出檯面。纖維、蛋白質、水、澱粉較具飽腹感，糖與脂肪則最不具飽足感。可頌是研究裡最不具飽足感的食物，蛋糕後來居上，兩者分數各別為47和65。以每卡路里計算，水煮馬鈴薯是目前最具飽足感的食物，得分是323。（由此可知，馬鈴薯會成為抗性澱粉來源最高的食物，絕非巧合。）第二具飽足感的食物是鱈魚，得分是225，緊追在後的是燕麥片，得分209。

馬鈴薯是說明食物加工威力的良好個案研究。在上述的霍特研究中，水煮馬鈴薯是最具飽足感的食物，其他研究也依食物重量檢視最高卡路里密度，其他研究則探究某人飲食之中的哪種食物可能造成體重增加。

無巧不巧，這些個別研究都把壞食物的矛頭指向同一種食物：洋芋片。所以說馬鈴薯到底是好還是不好？關鍵就出在加工環節。切塊水煮的馬鈴薯是你找得到的優質食品，但要是經過噴霧乾燥、化學處理、輾磨、油炸，馬鈴薯就成了最可怕的食物。

以下是研究裡探討過，依照最具飽足感到最不具飽足感的順

序排列的輕加工食品，要是肚子真的餓了，請多吃未加工食品，把水煮馬鈴薯和燕麥當作每日主糧。

- 水煮馬鈴薯：323
- 鱈魚：225
- 燕麥：209
- 柳橙：202
- 蘋果：197
- 糙米義大利麵：188
- 牛肉：176
- 烘豆：168
- 葡萄：162
- 全穀麵包：157
- 爆米花：154
- 燕麥麩片：151
- 雞蛋：150
- 乳酪：147
- 小扁豆：133
- 糙米：132
- 香蕉：118
- 什錦穀麥：100
- 優格（無調味）：88
- 花生：84

多吃蔬菜

蔬菜的好處向來零爭議：蔬菜充滿有益健康的營養素，多數人都攝取不足。以三個層面來說，蔬菜對人體具有好處。第一，蔬菜能直接為人體提供代謝反應所需的必需維他命和礦物質，其中不少都是低蔬菜飲食裡不常見的營養素，例如：葉酸、維他命 K、鎂、鉀、β- 胡蘿蔔素、維他命 C。

第二個好處是蔬菜具有植物營養素，可以促進腸道菌群生長。科學家相信，飲食間若攝取包羅萬象的蔬果，腸道菌群就最健康，而植物營養素的相互作用，我們也是到了近期才開始認識。某些蔬菜才有的活性植物營養素包括兒茶素、茄紅素、葉黃

酮、蘿蔔硫素、土耳其鞣酸、類黃酮、植物雌激素、硫化葡萄糖苷、多酚。

想要吸收所有基本營養素，最簡單的方法就是每天至少從以下蔬菜類別裡，各挑出一種蔬菜來吃，且為了攝取足夠的蔬菜，午餐和晚餐的蔬菜量都必須佔大約整份餐點的一半。

- **葉菜類**：菠菜、唐萵苣、芥藍、蘿蔓萵苣、羽衣甘藍
- **十字花科**：青花菜、球芽甘藍、青江菜、高麗菜、芝麻葉
- **蒜屬**：洋蔥、大蒜、韭蔥、蝦夷蔥、紅蔥頭
- **繖形花科**：胡蘿蔔、西洋芹、防風草、香菜葉
- **食用菇**：洋菇、香菇、金針菇、波特菇、蠔菇

攝取多樣化纖維

你的腸道菌群能幫助身體其他部位的運作更順暢，菌群和你一樣，都需要多樣化才能保持健康。菌群是靠纖維生長，而纖維的種類也很繁多，千萬不要以為纖維只是一種東西，其實纖維的種類包羅萬象，以下列表說明幾種最重要的纖維類型、各類纖維的好處、我們可以從哪種食物攝取到。

讀到所有不同種類的纖維和益處時，相信你就能明白為何最好的飲食是廣泛攝取。必需纖維共有 17 種，而低碳水化合物和原始人飲食法只含有其中 10 種，生酮飲食法最多提供 4 種，簡言之，徹底排除某種食物類別的飲食法，會減弱腸道菌群的種類和修復力，而可促進最佳新陳代謝的飲食必須含有完整全穀、豆類、堅果、菇類、蔬菜、種籽、塊莖、水果。

纖維類型	食物類型	所屬食物	益處
纖維素	水果、蔬菜、豆類、穀類、堅果、種籽	蘋果、香蕉、覆盆子、胡蘿蔔、甜菜、青花菜、羽衣甘藍葉、菠菜、朝鮮薊、黑豆、白豆、花豆、鷹嘴豆、杏仁、南瓜籽、亞麻籽、核桃	增加大腸長度，保護大腸不受葡聚醣硫酸鈉損害。據觀察，膳食纖維可降低實驗室老鼠的急慢性結腸病狀。
半纖維素（己糖、戊糖）	全穀	燕麥碎粒、燕麥麩片、米糠、麥麩	增強腸道規律，保持濕潤，降低膽固醇吸收
木質素	根類蔬菜、莓果籽	亞麻仁籽、芝麻	改善腸道健康，可能減低罹癌風險，具抗氧化成分。
水膠體（膠）	天然增稠劑	三仙膠、關華豆膠、阿拉伯膠、金合歡膠、羧甲基纖維素、葡甘露聚醣、蒟蒻、洋菜	具有降低膽固醇成分，減少肥胖病、脂肪肝，減輕大腸急躁症病患的腹痛。
燕麥 β-葡聚醣	燕麥、大麥、裸麥	無麩質傳統燕麥、燕麥碎粒、全燕麥、燕麥麩、珍珠麥、全穀裸麥	可減少高達 16.5% 低密度膽固醇，降低餐後血糖，促進傷口癒合。
菌菇多醣體	食用與藥用菇類	一般洋菇、靈芝、香菇、白樺茸、舞茸、褐菇、菌核	抗癌、抗病毒、調節免疫力、降低 IL-4 和 IL-5 細胞激素、增加 IL-12、減少術後感染。
果膠	蘋果、柑橘類、豆類、堅果	柑橘皮、臍橙、布雷本蘋果、加拉蘋果、杏桃乾	老鼠實驗發現蘋果果膠具有降低膽固醇、減低人類總膽固醇指數的成分。相反的研究結果則指出，並未發現降膽固醇指數功效。

纖維類型	食物類型	所屬食物	益處
水蘇糖、毛蕊花糖	十字花科蔬菜	高麗菜、球芽甘藍、青花菜、蘆筍	緩解便秘、改善荷爾蒙轉化。
棉子寡糖（ROS、棉子糖）	豆類	黑眼豆、皇帝豆、菜豆	降低革蘭氏陰性菌感染和酵母菌增生的風險。
菊糖	特定根菜類	蒲公英根、菊苣根、菊芋	減少氧化偶氮甲烷（AOM）和二甲肼等致癌化合物引起的腫瘤發生率。降低血漿裡的三酸甘油酯。
半乳糖寡糖（GOS、半乳寡糖）	豆類	小扁豆、鷹嘴豆、綠豌豆、皇帝豆、菜豆	改善血糖、降低膽固醇、增進肝功能。可預防大腸直腸癌發生或惡化，增加鈣質吸收，可改善腸激躁症候群症狀。
果寡糖（FOS、聚果糖）	特定蔬果	洋蔥、菊苣、大蒜、蘆筍、香蕉、朝鮮薊等蔬菜	可預防大腸直腸癌，可減緩結腸炎與老鼠的黏膜發炎和損傷程度，降低人體重量，增進飽足感，幫助克隆氏症病人的大腸樹突細胞製造 IL-10。
第一型抗性澱粉（RS1）	種籽或豆類、未加工全穀、粗研磨穀物、種籽或豆類	碎麥、紅豆、生燕麥碎粒、花豆、白色豆類	增加短鏈脂肪酸，因而降低大腸直腸癌風險，減低排泄物的 pH 值和排泄物傳輸時間、增加胰島素敏感性。

纖維類型	食物類型	所屬食物	益處
第二型抗性澱粉（RS2）	高支鏈豌豆澱粉、高直鏈玉米澱粉、生馬鈴薯、未熟香蕉	原始重整果昔的 RS2 豌豆澱粉（請見 89 頁）、綠蕉粉、未改良馬鈴薯澱粉	降低飢餓、協助減重、降低血糖指數、增加脂肪代謝、增加腸泌素。
第三型抗性澱粉（RS3）	冷馬鈴薯、米、義大利麵	水煮冷藏馬鈴薯、冷壽司米	增進基礎代謝率，改善腸道菌群。
甘露醇	多種植物和菇類	西瓜、香菇、花椰菜、西洋芹、地瓜	增進鈣鎂吸收與儲存。
山梨糖醇	多種植物	蘋果、梨子、桃子、黑棗	預防飲食引起的肥胖，促進鈣質吸收。

油箱別加太滿

你應該聽過保持纖瘦該怎麼吃的爭議：究竟是要吃脂肪、酮，還是碳水化合物？其實肝臟根本分不出差別，無論燃料來源為何，攝取過多燃料都會堵塞並損害肝臟。

最好的飲食法不是應該避免什麼，而是可以用什麼方式提供身體未加工食品，同時不讓燃料囤積超載。所以該怎麼吃才能達到燃料需求？

攝取最理想蛋白質

卡路里來自燃料和蛋白質，正同先前所述，每磅（450公克）體重最理想的蛋白質是攝取 1 公克蛋白質，如此一來就能維持纖細體態。對多數人而言，等於蛋白質約佔卡路里的四分之一至三分之一，其餘主要來自脂肪和碳水化合物的組合。

以上的蛋白質超過了預防蛋白質缺乏疾病的所需分量，為了攝取蛋白質，每日飲食至少需要三份含有 20 公克以上的蛋白質，理想蛋白質飲食的優點包括有效解毒、更易減脂、食欲降低、高代謝率及幫助肌肉健全生長。

我們可以從幾種蔬菜來源、乳製品、雞蛋、海鮮、家禽肉、肉品攝取到優質蛋白質。來源越豐富越好，然而選擇不吃蛋白質食品的人仍可攝取到所需蛋白質，為了達到理想蛋白質需求，你也可以早餐喝一杯高蛋白果昔，午餐和晚餐則各食用一份高蛋白餐點。

早餐是很獨特的一餐，而果昔是最佳首選，因為果昔能完整供應 23 至 35 公克的蛋白質，製作也很快速。許多早餐食物聲稱「蛋白質豐富」，但其實這類食品的蛋白質含量並不高，兩顆蛋僅含 12 公克蛋白質，香腸或培根每份只能供應超過 8 公克蛋白質，早餐麥片和牛奶通常只含有 9 公克蛋白質。

果昔含有優質蛋白質，也很容易讓人攝取到抗性澱粉和其他優質纖維。所以早餐可以繼續喝果昔，午晚餐則專門吃三種組成元素：蛋白質、燃料、蔬菜。

攝取健康脂肪

跟重整飲食法的其他重點一樣，脂肪既非避之唯恐不及的毒藥，也絕非讓你隨意吃的神奇仙丹。脂肪含有人體無法自行製造的必須脂肪酸，其中 ω-6 容易取得，幾乎所有脂肪來源都含有 ω-6。即使每天只吃一小把堅果和種籽當作脂肪來源，都可提供充足的 ω-6 脂肪。

ω-3 脂肪的食物來源較少，因此人體較易缺乏 ω-3。ω-3 脂肪共有三種，每一種都很重要：α-次亞麻油酸（ALA）、二十碳五烯酸（EPA）和二十二碳六烯酸（DHA）。ω-3 的植物來源中，亞麻、奇亞籽、菜籽富含 ALA，攝取這類食物的全素者和奶蛋素者多半能取得充足的 ALA，並且往往能轉換為 EPA。如果飲食所含的 ω-6 脂肪不足，或許 ALA 也能轉換為 DHA。然而，飲食裡脂肪含量較高的全素者和奶蛋素者，會因 ω-6 脂肪過度使用酵素，將 ALA 轉化成 DHA，而缺乏 DHA。全素者若是降低 ω-6 脂肪攝取量，或是補充海藻萃取的 DHA 保健食品，就不會有 DHA 缺乏的問題。每週食用魚或海鮮數次的人可補充足夠的 EPA 和 DHA，但他們仍需攝取植物來源的 ALA。

一旦滿足了必需脂肪的需求，脂肪就很容易變成不必要多餘燃料的來源，尤其是植物油、奶油、乳瑪琳、培根、冰淇淋和豬油等加工脂肪。遺憾的是，許多專家都錯把有益脂肪和必需脂肪混為一談，幫助人體修復腦細胞或製造荷爾蒙等必需反應的脂肪有許多種。事實上，部分脂肪扮演的角色很有益處，人類已經演

進到一旦需要，身體便會自行製造飽和脂肪和膽固醇等脂肪，這也是為何這兩種脂肪不列為必需脂肪的主因。

由於人體能自行製造這幾種脂肪，就沒必要從外在來源取得。更因為含有這兩種脂肪的食物具有高燃料，例如奶油、豬油或紅肉，於是這兩種脂肪就成了無用武之地的燃料來源。

如果你的目標是保持纖細體態、避免慢性病、維持大腦健康，攝取脂肪的方法就很簡單。每一天都要從不同來源攝取輕度加工脂肪，要包括一至三份未加工脂肪，包含杏仁、酪梨、奇亞籽、鮭魚、亞麻籽、核桃、葵花籽。

每週至少吃兩次海鮮或含有高 ω-3 脂肪的植物來源，例如亞麻籽。不要把堅果或種籽當零食，一樣要盡可能避免食用油、奶油、乳瑪琳等加工脂肪。唯一經多方證實、擁有最多正面益處的油，就是特級初榨橄欖油，把這種油當作主要的油脂來源，但要省著點用，烹飪時低溫為主。

兩百七十多項人類研究的證據充分證實，最耐熱又最能促進健康效益的油就是芥花油。不過許多健康專家都警告，芥花油其實並不安全。但芥酸引發的擔憂跟安全無關，因為現代芥花油所含的芥酸並不比其他十字花科蔬菜多。基因改造食品和溶劑萃取的隱憂倒是成立，這兩者都是油的常見問題，所以請選用螺旋壓榨的有機無基改芥花油，使用原則和其他油相同，不要用太多。要在鍋裡爆香前，使用家庭噴劑或輕輕刷上一層油即可。

攝取優質碳水化合物

專家對碳水化合物的觀點可想而知，一直都和他們對脂肪的感受背道而馳。這兩種營養素有關聯，理所當然，因為兩者都是主要的燃料來源。如果某一種飲食法鼓吹應限制攝取其中一種，意思就是你可以不用拘束，大膽攝取另一種，這兩者都是飲食裡很重要的環節，卻很可能攝取過量。

不同於脂肪，碳水化合物不含有任何人體無法合成的營養素，沒有所謂「必需」碳水化合物。然而這並不代表你得完全避免碳水化合物，也不表示碳水化合物本身不健康。不屬於「必需」的食物成分也可能很重要、對人體有益。

現代民眾大多都明白了健康的腸道菌群對健美體態、強健免疫系統、靈活快速的腦功能十分關鍵，碳水化合物之於腸道菌群，並不亞於水之於花園的重要性。脂肪、酮、酒精對腸道菌群都無正面效益，唯獨碳水化合物有。

正如我們先前所述，根據記錄資料，在所有食物成分裡，截至目前抗性澱粉最有能力改善菌群種類，可以降低癌症風險、協助燃脂、穩定血糖。抗性澱粉含量最高的食物包括水煮馬鈴薯、豆類、大蕉，所以每天都要吃二至三份未加工的碳水化合物，例如：水煮馬鈴薯、地瓜、山藥、燕麥碎粒、蕎麥粥、布格麥、糙米、花豆、黑豆、小扁豆、栗子南瓜、防風草。

試著至少攝取以上一種高抗性澱粉類食物，例如豆類或馬鈴薯，或補充 RS 保健食品。

吃脂肪好？還是碳水化合物？

　　我想奉勸各位不要把飲食分成低脂或低碳水化合物這兩種。研究顯示，無論是哪種飲食法都可能減脂，前提是要減少燃料攝取總量。這兩種方法一開始都很有效，原因是無論減少的是脂肪或碳水化合物，都同時降低燃料攝取量。減少攝取其中一種燃料有兩大缺點，一來獲取的必需營養素不足，二來是食物選擇少，吃來吃去就那幾樣，很沒意思。

　　所以每餐都要吃到一份燃料總數，也就是一份碳水化合物或一份脂肪，再者偶爾也可以來一份葡萄酒。例如，你午餐可能吃鮭魚沙拉，鮭魚就是你的蛋白質，蘿蔓萵苣是蔬菜，特級初榨橄欖油則是燃料。改天你的燃料可以是發芽穀物麵包組成的三明治，蛋白質是自製雞肉絲，奶油萵苣、番茄片、紅洋蔥絲、青花菜芽則是蔬菜。

　　晚餐主菜可以是櫛瓜麵製成的「義大利麵」，蔬菜則是慢燉番茄醬汁，稍微以特級初榨橄欖油拌炒過的天貝則是蛋白質和燃料來源。在特別場合，可以選擇把葡萄酒當成晚餐的燃料，搭配當作蛋白質的拌炒扇貝和當成蔬菜來源的清蒸菠菜。

　　若要飲酒，我建議只喝葡萄酒和啤酒，而且每週總量不要超過幾份。過去不少人以為每天飲用一、兩份酒精，對身體很好，但現在我們都曉得這只是謠傳。滴酒不沾的人似乎不如飲酒者健康，是因為你忽略了避免酒精的人都是出於醫療因素，唯恐飲酒直接影響健康，所以才不喝酒。例如，有些不喝酒的人有酒精成

癮和肝病病史，不然就是正在服用某種不得與酒精混用的藥物，然而一旦比較本身不碰酒精的人和輕微適量飲酒者，就會發現滴酒不沾的人死亡率最低。

別把燃料當零食

只要沒有吃零食的習慣，大多數人都能保持纖瘦。零食算是一種新竄起的習慣，世界上有吃零食習慣的地區，國民都有肥胖症風險。

曾有段時間有人以為少量多餐有助減重，不過我們現在都曉得，這個概念根本禁不起檢視，只要保持肝臟健康、食用分量充足的正餐，你就會發現根本不需要「多餐」。

餐與餐之間如果肚子餓，可以參考無限吃零食的選項。這類食物不僅可以在重整食療過程中吃，任何時候都是很好的選擇。另一個選擇是保留部分正餐，稍晚再吃，假設你常在下午兩、三點覺得肚子餓，就可以留下部分午餐，等到這時再吃。

利用無限吃零食延長午餐時間，這個策略就更成功。例如，假設你的午餐是一份當作蛋白質來源的鮭魚、當作燃料的糙米，一杯當蔬菜來源的青花菜，鮭魚和糙米可以分別保留三分之一，青花菜則多備一份，等到下午再當零食吃。

運動

我們已經知道肥胖症是怎麼發生的，也就是肝臟失去儲存多餘燃料的能力，要是你的肝臟不再阻塞，就能把肌肉當作另一個

儲存燃料的部位。肌肉有一個特殊的葡萄糖受體「glut-4」（葡萄糖轉運體），該主要功能就是讓肌肉接收儲存燃料。

可以把肌肉和體脂肪想像成自助餐廳裡的排隊人龍，每當glut-4啟動，肌肉就會插隊，衝到隊伍最前面，率先搶到所有食物，而健康的glut-4受體關鍵是運動。你運動的類型、長度、強度越多元，肌肉就會越渴望獲得燃料。

◆ **運動保養**

重整食療中，運動限制在走路和微健身操這兩種，那進入保養階段後怎麼做最好？

為了保持新陳代謝健康，你可以計畫每天做一種運動，很多專家鼓勵每週運動幾天，多半是因為擔心要是鼓勵大家多做運動，沒人會想動起來。我發現每週運動三至五日的計畫，最後都很容易變成每月三至五日，可以養成每日運動的習慣，好好規畫每一天。一旦你開始運動並養成運動習慣，就能輕而易舉維持。若是基於某個原因哪天無法運動，也不用擔心，只要重新開始，回到規律的運動節奏，再次養成每日運動的習慣，無論下次遇到什麼狀況，都能思考應該怎麼做而不錯過運動。

有時這種規律習慣很容易維持，如果你時間不夠或東奔西跑，可以悠閒散個步或是做一段養身瑜伽，設定最低目標，至少靠某種運動動個30分鐘。

身體健康、新陳代謝正常時，不要太驚訝運動變成一種健康的癮頭。確實有健身過度或慢性心腎症候群的危險，但其實真正

危險的是週末才卯起來運動的人，這些人整週都久坐不動，到了週末才花好幾個鐘頭從事高強度運動。雖然週末較有空運動很正常，但週間也應該保持活躍，身體才能適應。

運動的主要益處包括穩定心情、健康的新陳代謝、降低慢性疾病風險、更優質的睡眠品質和大腦功能，每天只要運動 20 分鐘，以上好處就會慢慢浮現，每天運動 40 分鐘，這些好處會更明顯，每天 90 分鐘效果甚至更好。規律運動多久可能造成傷害？從六十萬成人的實驗群組觀察，每日運動 200 分鐘似乎不會造成任何明顯傷害。

一旦找到運動的動力，可搭配重量訓練、彈性訓練、靈活和平衡運動、低強度有氧、高強度有氧。

請記得，大多人每晚都會花數個鐘頭在不必要的媒體上，電視也好，社群網站也罷，甚至是打遊戲，或只是上上網。如果從做這些事情的時間抽出一半，在晚餐前運動一下，一樣可以早睡，早晨起床又有運動的時間了。

終極運動時程該如何計畫？假設你的目標是增進一般健康和日常表現，而不是為了特殊的體育競賽特訓，大概就像下列這張圖表。

日期	運　　動		
	早晨	晚間	睡前
週一	走 1 萬步	10 分鐘間歇運動	5 分鐘伸展操
週二	慢跑 30 分鐘	15 分鐘徒手體操	5 分鐘伸展操
週三	健身房重訓 30 分鐘	休閒網球	5 分鐘伸展操
週四	飛輪課程	在家附近騎單車	5 分鐘伸展操
週五	瑜伽課程	走 1 萬步	5 分鐘伸展操
週六	2 小時健行	在家活動做事	5 分鐘伸展操
週日	健身房長時間運動	庭院活動	5 分鐘伸展操

◆ **別坐著不動**

　　你可能聽過這句話：「久坐不動跟抽菸一樣有害健康。」看來久坐不動唯恐會減損運動的好處。如果你的工作需要長時間坐著，找個方法，每個鐘頭都起來走動 5 至 10 分鐘。

　　其中一個最簡單的方法，就是理想的飲水量。當你維持每日 8 杯水的習慣，膀胱就會自動內建活動提醒。你也可以使用各種健身追蹤設置，我用過蘋果手錶和 Garmin 手錶，要是我坐著超過 50 分鐘，兩隻手錶都會逼我站起來動一動。你也可以用手錶或時鐘的整點報時功能，或是煮蛋計時器來提醒你。可以的話，每個鐘頭至少走 1 千步，轉一轉肩膀和頸部。

　　本章提到的方法都不難落實、也不奇怪或極端吧？等到你完成重整食療，這些基本習慣就能讓你不用節食，也能保持纖瘦與活力。

Chapter 10

常見問題集

　　要給每個不一樣的人同樣一個忠告不是很容易，健康是一個人的血統、社會勢力、出身背景、基因、荷爾蒙規律、信仰、同儕、隨機運氣組合而成，皆是與眾不同的獨特綜合體。曾經幫助他人找回健康的計畫步驟，再用在你個人身上，很可能需要調整或說明。

　　謝天謝地，我們的共通點多於不同之處，而這些不同還可以預期。指導過成千上萬人完成這套重整療程後，我和團隊打造出以下常見問題集，趁大家提問前搶先回答。話雖如此，有些很重要的問題經常出現，最好直接處理。

　　要是常見問題集裡找不到你碰到的問題，或者覺得回答不夠詳盡，不要失望，請上 metabolismresetdietbook.com/support，尋找新陳代謝重整支持群組，你可以在網站上搜尋到幾百種問題的討論，並且直接提出你的問題。有了我們的社群、我的團隊、包括我個人在內的協助，你肯定很快就能找到好解答。

特殊狀況

停經

Q：如果我已進入或接近更年期，重整療程對我還有效嗎？

有效，不僅有效，可能還是對妳最好的選擇。很多女性在更年期前後會發現身材突然變得中廣，而且不管多麼努力，都甩不掉脂肪。

更年期過程中，由於肝臟會跟著出現變化，因此新陳代謝會改變。事實上，有些人稱這個過程為「停肝期」。

醫學定義的更年期是指完整停經一年，一般女性最後一次經期大約發生在 50 歲又 3 個月，可是這個年齡指標出現大幅落差，這其實也很正常。「近更年期」的定義是更年期的前面幾年，會出現生理期不規律或熱潮紅等症狀，大多女性在 45 歲左右會出現近更年期的徵兆。

在近更年期期間，雌激素指數可能起伏不定，要是某位婦女屬於易胖體質，這些改變可能會導致她增重時，多半累積在雌激素受體最集中的脂肪組織部位，也就是臀部、大腿和胸部。而減重時，這些都是最後才看見瘦下來的部位。在近更年期和更年期期間，睪固酮和去氫表雄固酮（DHEA）等女性雄激素往往會下降。雄激素下降會導致女性的肌肉組織減少，要是她們正在節食，更尤其如此。

到了更年期後段，雌激素指數會降低，膠原蛋白修復效果也不好，膠原蛋白流失會導致橘皮組織和皮膚鬆垮，女性更難形成

皮下脂肪，雖然乍聽是好消息，但絕對不是。皮下脂肪細胞無法生長時，多餘燃料就可能送至危險的部位儲存，好比內臟周遭。

好消息是重整療程非但有效，更因其運作讓重整食療成為近更年期女性的最佳選擇。這套食療法提供充分的纖維和抗性澱粉，幫助肝臟和腸道菌群抵抗正常的荷爾蒙變化，而最理想的蛋白質和微健身操可持續鍛鍊肌肉，預防可能導致體重回升的肌肉流失。最後，重整食療法提供植物營養素，改善肝臟的第二階段效率，因此許多女性發現她們在進行食療時，熱潮紅和夜間盜汗的問題都會獲得大幅改善。

全素者

Q：如果我吃奶蛋素或全素，可以進行重整食療嗎？

當然可以。全素者和奶蛋素者不用擔心蛋白質攝取不足的問題。但要考慮一點，重整療程中要是燃料攝取不高，肌肉組織就很容易消耗掉，導致體重回彈，甚至超出原本減掉的重量。為了避免這一點，重整療程提供每磅體重應該攝取的蛋白質公克數，吃奶蛋素的人可以輕而易舉補充蛋白質，但要是算進限制攝取的碳水化合物和脂肪，就需要好好計畫。很多含有蛋白質的食物都可以幫助預防蛋白質缺乏，可是這些食物的蛋白質密度不高，無法幫你從低燃料飲食中獲取理想單位。對各種飲食的人來說，高密度蛋白質的食物來源選擇，遠遠低於脂肪、碳水化合物或蔬菜的來源。

豆子是蛋白質的優質來源，但要是你在重整食療中把豆子當

作主要蛋白質來源，就可能從碳水化合物攝取過多燃料。同理，堅果、種籽、乳酪也含蛋白質，但要是你為了達到蛋白質需求大吃這些東西，就會超過膳食脂肪目標。

如果你吃全素，高蛋白質密度的最佳首選包括植物蛋白粉、天貝、豆腐、毛豆、素肉。如果你吃奶蛋五辛素，可以加入雞蛋、蛋白、茅屋乳酪、冰島優格、希臘優格，這兩種優格都務必挑選零脂肪無糖的。

若你是為了健康不吃動物性食品，那麼值得深思一下。約翰‧羅彬斯（John Robins）和喬爾‧傅爾曼（Joel Fuhrman）等多數現代素食運動前鋒都承認，來源明確的海鮮具有的優點多於缺點。約翰‧麥基（John Mackay）等其他全素老大也說明，如果你從你刻意選擇的動物食品攝取 10% 的卡路里，也能獲得相同的健康益處。

也有不少全素者刻意選吃軟體動物。牡蠣、蛤蠣、淡菜這些沒有痛苦的神經感受器官，要是養殖方法正確，這些動物也對環境具正面效應。此外，軟體動物是 EPA、DHA、維他命 B_{12}、鐵、鋅的豐富來源，可補充蔬食所欠缺的完美營養素。

值夜班

Q：如果我值夜班，可以展開重整食療嗎？

可以，以下有幾個可行策略。睡眠是影響代謝靈活度最重要的一個環節，晝夜節律和人體燃燒脂肪、將儲藏脂肪當作燃料的

能力息息相關，即使是夜班工作者，也可以變健康，但這需要縝密計畫。

　　工作日的首要目標是盡可能落實正常日的時程，例如，假設你從晚上 10 點工作到清晨 6 點，應該依照以下方式安排一天，以保持晝夜節律：早上 6 點下班後，接下來幾個鐘頭應該就像一般夜晚的閒暇時間，正餐應該安排在這時。工作日結束後的幾個小時務必放輕鬆，好好睡上一覺。睡前幾個鐘頭，盡可能調暗居家光線，遮光罩和舒適眼罩都是值得投資的利器。家裡擺一盞紅色燈泡或黃褐色玻璃燈，營造出黃昏光線，也很有幫助。另外，睡前一個鐘頭請避免接觸所有顯示螢幕。

　　找一個不受干擾的地點睡覺，盡量睡滿 8 個小時。舉個例子，你可以從上午 10 點睡到下午 6 點，起床後接觸明亮光線。要是室外還有日光，至少醒來第一個鐘頭到戶外待 30 分鐘，同時享用早餐果昔。如果你醒來時室外已無日光，可以考慮投資一台 SAD 治療燈。

　　計算早餐和晚餐之間的午餐果昔時間，例如，假設你在晚間七點起床後吃第一餐，最後一餐是睡前的早晨 7 點鐘，那你的午餐果昔就應該在上班時刻的凌晨 2 點左右喝。三餐之外要是飢腸轆轆，還是可以按需要吃無限吃零食。

　　如果你每週工作三晚或不到三晚，請在不上班的時候維持一般正常作息，如果你夜間工作的時間超過四晚，休假日按照上述調整過的夜間作息即可。

旅行

Q：重整食療過程中，旅行可以照樣執行嗎？

可以，事實上有很多人都告訴我，他們很驚訝旅行居然是最容易執行重整飲食法的時候。旅行的壓力多半來自找到適合的餐點，等到你已經掌握第四、五章的代餐食譜，就會發現可以運用這些食譜，讓旅行變得更方便。

你只需把每份乾燥的果昔食材分量裝進一只小保鮮袋，然後把東西全裝進果昔瓶，液體除外。你可以把東西裝進託運或手提行李，過安檢帶時，安檢人員可能會攔下你，查看內容物，我和太太通常會打開袋子，露出果昔內容物，節省對方時間。

每天的唯一一頓正餐在餐廳，不會太難解決，先從一大份綜合沙拉或清蒸蔬菜開始，告訴服務生不要加油、麵包丁、乳酪和沙拉醬，另外再加一份瘦肉，例如魚肉、家禽肉、紅瘦肉或天貝，再來是少許優質碳水化合物。在外用餐時，烤馬鈴薯、豆類料理或糙米往往是最容易點到的菜色。

出門在外，由於不需要器材，微健身操很容易執行。聽起來可能很奇怪，但唯一可能發生的問題是走太多路，如果你一天走超過兩萬步，果昔可能要多準備一份，但請注意，這種情況要是天天上演，重整食療的效果就很可能打折。

重大節日

Q：要是進行重整食療的過程中正巧碰到重大節日，該怎麼辦？

重整食療的頭幾天最好與重大節日錯開，如果你在節日期間

進行重整食療，還要參加派對，最好的方法就是只專挑大餐裡的瘦肉和蔬菜吃。在派對上用餐時，優質碳水化合物是最難找到的重整食材。切記，千萬別因為是節日，你就得改變平日習慣，只要調整節日活動，就能繼續維持平常的習慣。

自體免疫原始人飲食（AIP）

Q：如果我正在執行自體免疫原始人飲食法，可以展開重整食療嗎？

當然可以！這段期間就算執行重整食療，效果也一樣好，只是可以選擇的抗性澱粉食物清單會變少，而且要避免茄屬植物，但這兩件事都不難調整。

要記住 AIP 食物清單沒有統一格式，接下來的建議可以套用在所有 AIP 食物。另外有個考量，就連 AIP 的推行人都不贊成長久實行這種飲食法。所有營養專家都贊成，真正健康的飲食不會要你永遠不吃某一大類別的食物。另外值得思考的是，很多人會出現復發狀況，自體免疫疾病與其他飲食改變同時出現，包括生機飲食、全素飲食、地中海飲食、較有彈性的原始人飲食、零脂肪飲食。由於這些相互矛盾的飲食都可能造成同樣結果，我不禁好奇起來，這種結果是否雖然和飲食有關，卻不是飲食引起的，或是疾病起因是飲食法使用的食材，而不是飲食法排除的食材？

這些飲食法包含哪些成分？大量蔬菜。也許比較重要的是你加入的材料，而不是你不加的材料。

AIP 排除的主要食物類型是穀類、豆類、堅果、種籽、菇

類、茄類蔬菜、大部分的蔬菜油。以下是新陳代謝重整飲食法中，AIP 認可的關鍵營養素來源。

食物類型	AIP 認可食物
RS	綠蕉粉、大蕉
豆類	甜豌豆、四季豆、法國四季豆、綠豌豆
油類	特級初榨橄欖油、酪梨油
優質碳水化合物	地瓜、蕪菁、防風草、冬南瓜

個案研究：莎莉

　　莎莉從網路得知新陳代謝重整飲食法，覺得對她的消化問題可能有幫助，還能順便讓她甩掉幾公斤。她過去幾年一直照著自體免疫原始人飲食法吃，雖然這種吃法限制很多，起初好像真的幫她降低了甲狀腺抗體，於是她堅持下去，可是抗體後來似乎又回復，導致她開始增重。

　　她也出現越來越多消化問題，醫師診斷出消化道酵母增生，即使她吃的東西已經很侷限，但隨著一週週過去，她能消化的食物似乎越來越少。

　　莎莉看過幾段我解說抗性澱粉的影片，不由得好奇她的問題是否部分源自纖維和碳水化合物攝取不足，導致培養不出好菌。她聽從指導，全心全意投入重整飲食法，由於知道自己對很多食物敏感，她開始一週嘗試一半的抗性澱粉建議量，好讓身體慢慢適應。

　　四週結束之際，她連腰圍縮小都沒察覺，因為腹部變平

坦實在讓她太興奮，儘管她攝取不少數個月來吃了都過敏的食物，最後還是瘦了。首次嘗試重整療程後過了一年，她的甲狀腺抗體達到前所未有的新低，攝取的食物種類也是有史以來最豐富。即便她現在可以吃更多食物，主要還是幾乎都吃零加工的食物，現在她覺得健康，總算獲得她一直覺得可能達成的健康程度。

關於飲食法

碳水化合物

Q：吃碳水化合物該怎麼瘦？我以為碳水化合物會提高胰島素，胰島素高的話，不是就無法減重嗎？

這個概念叫「碳水化合物肥胖假說」，其背後構想是碳水化合物會使胰島素升高，胰島素則讓脂肪細胞生長，導致增重。這個概念是有真相可循，但不是真正的結論。提一個奇怪的反向例子，有個最多人研究的極端病態肥胖症飲食法建議，什麼都不要吃，吃米飯和水果就好，攝取的全是碳水化合物。這種飲食法太過偏激，我不建議採用，但在當時還真的有效。杜克大學（Duke University）謹慎記錄，約一萬八千人靠此法治好了嚴重肥胖、高血壓、糖尿病，甚至腎衰竭。如果碳水化合物和胰島素真的那麼可惡，這種飲食法就不會奏效。

以下是反駁碳水化合物肥胖假說的深入探討：碳水化合物會

提升胰島素，胰島素會導致脂肪細胞生長，是這樣沒錯，但若是把這些說法當作聖旨，問題就大了。燃料只要攝取過多，就可能導致脂肪細胞生長，所以完全不是碳水化合物、脂肪、甚至是酮的問題。所有燃料都會分解成為乙醯輔酶 A（CoA），若人體需要燃燒能量，就會燃燒 CoA。若人體肝臟和肌肉的能量庫存低，CoA 就會儲存在這兩個部位，一旦主要庫存滿了，多餘的就會被當成脂肪囤積。

至於胰島素，採用低碳水化合物或生酮飲食時，如果整體燃料指數超過身體所需，胰島素指數又低，就可能增重。胰島素是會送碳水化合物進入脂肪細胞，卻也會送碳水化合物進肝臟和肌肉。當這些部位需要更多燃料，而你正好又攝取少量碳水化合物，就不會有問題。但要是脂肪細胞或肝臟的燃料過多的話，會發生什麼事？細胞會對胰島素視而不見，這叫「胰島素阻抗」，這是一種特性，不是失誤。因為燃料無處可去，身體便會循環保存燃料。這效果會發生在脂肪上，變成三酸甘油酯循環，甚至也會發生在酮身上。沒有儲存燃料的空間時，身體會刻意抵抗。

調整油脂

Q：我不需要攝取更多油脂，才能燃燒油脂？

這個想法的意思是，只要大量攝取膳食脂肪，人體就會啟動失控的連鎖反應，燃燒大量脂肪組織。很多人以為只要攝取更多油脂，身體就更能燃燒脂肪（脂肪組織），但這其實是名詞造成的混淆，「燃燒脂肪」的意思有兩種，一種是燃燒從飲食中攝取、

當作燃料使用的脂肪，這叫「β-氧化」。而燃燒身體囤積的脂肪組織是另一種不同的過程，叫作「脂肪分解」。

若是肝臟阻塞，β-氧化和脂肪分解都會較不容易。請記得，主要問題是肝臟無法在取得燃料的當下就立即使用，由於欠缺肝醣，所以也無法燃燒儲存的三酸甘油酯。其他後來補充的燃料都只會造成更嚴重的瓶頸，燃料來源究竟是碳水化合物、膳食脂肪、甚至酮都不重要，對你的肝臟來說，這些一樣都是燃料。

諷刺的是，要是飲食中的脂肪含量太高，人體就無法燃燒當作燃料使用的脂肪（β-氧化），這是因為 β-氧化需要一種叫作草醯乙酸（OAA）的化合物，而草醯乙酸只能藉由碳水化合物或蛋白質生成。當一個人攝取較多脂肪，他所燃燒的脂肪確實變多，但燃燒的其實都是剛才攝取的脂肪。研究顯示，要是兩組人攝取等量卡路里，攝取較多脂肪的那組會燃燒較多從飲食攝取到的油脂，另一組則是燃燒囤積體內的脂肪。

生酮飲食

Q：我不需要靠生酮飲食瘦身嗎？

首先要區分一下代謝性酮中毒和生酮飲食的差異。每當燃料攝取低、肝醣耗盡，肝臟再也無法燃燒體脂肪，便會從飲食中取得油脂製成酮，肝臟無法使用這一類的酮，只有其他身體部位可用，這叫作代謝性酮中毒，不論碳水化合物、脂肪或蛋白質攝取高低，只要是低燃料飲食，這種情況都有可能發生。代謝性酮中毒會產生少量酮，由於可能讓人較無飢餓感，思緒較不如以往混

濁，所以也有好處。

由於生酮飲食限制碳水化合物和蛋白質的攝取，因此八成以上的卡路里都來自脂肪。很多人宣廣只要碳水化合物和蛋白質攝取量低，就可以盡情攝取脂肪，吃到飽為止。這些個案中，由於人體無法將脂肪當作燃料燃燒，所以全部轉化成酮。嚴重酮中毒時，酮就會超過人體可以燃燒的數量，這時就會出現酮抗性。這是血液或尿液裡的酮唯一會飆升至高指數的情況，酮之所以會出現在血液或尿液裡，不是因為你的身體在燃燒酮，而是因為身體的燃料過多，所以在抗拒酮。

在體內循環的酮最後會轉化成為三酸甘油酯，貯存在脂肪細胞裡，好比過剩的碳水化合物和脂肪。研究顯示，要是燃料量相當，生酮飲食的減脂效果並不如高糖飲食。

新陳代謝重整飲食確實會引發輕微的營養性酮中毒，這也是為何重整食療前幾天過後會比較容易進入狀況，也是為何暫時明顯減少燃料攝取，會比長期不明顯的燃料不足容易。後者可能不會引起抑制食欲的酮形成，可是導致減重的主因不在於酮，而是形成高濃度酮的飲食較可能導致增重。

蛋白質超載

Q：我以為人體不需要太多蛋白質，我聽說高蛋白質飲食會危害健康，這是真的嗎？

如果我們將「需要」定義為預防營養缺乏症，那我們確實不需要太多蛋白質。只要攝取的燃料充分，就不太可能有蛋白質缺

乏的問題。即便數週劇烈減少飯量，蛋白質都不至於流失，因為身體會自行分解肌肉，當作蛋白質的備用來源。有時肌肉流失會讓你站上磅秤時以為自己減掉好幾公斤，肌肉流失有一大缺點，那就是你的新陳代謝也會跟著受損。

新陳代謝重整飲食並非高蛋白飲食，而是充分蛋白質飲食。該飲食法提供的蛋白質對於維持肌肉量、降低嘴饞、保持代謝率都很好。膳食脂肪和碳水化合物的整體燃料攝取量降低，蛋白質需求就會增加。這不代表人體需要更多蛋白質，只是說明儘管燃料減少，還是應該攝取正常飲食期間的蛋白質。為達目標，應該將蛋白質設為最優先事項，健康的新陳代謝絕對值得你這麼做。

溜溜球效應

Q：若我減重後又回到原本的飲食，這是溜溜球效應嗎？

不算。採用重整飲食法的人平均會在每次療程減掉 4 公斤，並在接下來六個月間復胖約 700 公克，我們不鼓勵你在保養期間節食，倒是很鼓勵你保持不易復胖的習慣。

溜溜球飲食最好避免，溜溜球飲食的定義是減重快速的飲食法，甩掉的多半都是肌肉。這種情況下，節食的人通常變得輕盈，代謝靈活度卻變差，因為肝醣庫存已經清空。接踵而來的肌肉流失和體重回復的循環之後，他們往往會比先前更重，瘦肉組織也會變少。令人難過的是，他們更因此陷入肥胖導致的風險：心臟病、糖尿病、脂肪肝、癌症、大腦衰老、早亡。

要是作法安全，快速減脂其實很好，對你不會有壞處。在健

康食療的情況下，快速減脂更可達到整體減脂成效，長期減脂的機率也會增加。例如，一項針對糖尿病進行的研究指出，減重速度最快的人，擺脫糖尿病的機率最高，即使考量這份研究裡的復胖情況，這個趨勢也不變。

慢性病問題

甲狀腺疾病

Q：如果我有橋本式症或甲狀腺機能低下等甲狀腺疾病，可以開始重整食療嗎？

新陳代謝重整食療對甲狀腺疾病患者很安全，但請在開始這套療程前後監督你的血液指數，並繼續醫師建議的所有治療。

很多本來需要靠藥物矯正甲狀腺功能的人發現，重整食療結束後，他們變得較不需仰賴藥物。肝臟重整時，你的甲狀腺功能也會改善，身體能夠更有效運用甲狀腺荷爾蒙。

糖尿病

Q：如果我有糖尿病，可以進行重整食療嗎？如果我正在服用血糖藥，可以嗎？

重整食療對糖尿病患者特別有效。然而，正在使用多種低血糖藥物或胰島素的人，還是需要仔細觀察情況。請和醫師討論並每日固定檢測血糖，要是重整食療過程中血糖低於必須標準值，務必請醫師指導調整。

我們在診所裡見證過幾百個糖尿病和糖尿病前期病患在完成這套食療後，再也不需要服用糖尿病藥物。由於這套療程正面改善了病患健康，他們不再需要依賴藥物，因此血糖很可能降到危險的低迷程度，然而只要和醫師密切合作，就很容易避免併發症，知會醫師你正在搭配一套食療，可能需要減少藥量。如果你正在服用糖尿病藥物，新陳代謝重整療程中，每天測量血糖是很重要的事。

個案研究：瑪莉亞

瑪莉亞在心力交瘁的情況下來找我們。年僅 33 歲的她已經在服用控制血壓、血糖、膽固醇指數的藥。悲劇的是她曾見識母親不到 55 歲就中風，嚴重到日後生活無法自理。瑪莉亞非常擔心同樣狀況會發生在自己身上，因為她母親在中風前已經服用一陣子的藥，所以她心想，既然藥物無法幫助母親，也應該無法幫助她。

她第一次來找我的團隊時，並沒有接觸自然醫學的經驗，所以她以為會使用藥草或健康補給品取代藥物，後來驚喜發現醫生開給她的處方是飲食法，而不是更多藥。

由於我們可以直接監督她的健康，便在她展開新陳代謝重整食療的首日安排停藥。第一輪為期四週的食療結束後兩週，我們替她做了第一次血液檢測，這是她人生第一次在沒有服藥的情況下，檢測出完美結果，血壓也很正常。她第一年重複做了幾次血液檢測，結果都相同——她很健康，再也不需用藥。

消化症狀

Q：如果我有食物不耐症，可以採用這套食療嗎？

可以，新陳代謝重整食療已經避開多數常見的食物不耐症，如果你知道自己對某食譜運用的食材過敏，可以從同一個食物類別裡挑其他食材使用，或是採用對你來說食材較沒問題的食譜。例如，假設你對杏仁過敏，請自行換成份量相當的核桃或其他你可以吃的堅果；如果你對甲殼類過敏，可以改用其他種類的海鮮或家禽肉。若你有不耐症，同理可通，食療結束後，可以測試某些輕微的不耐症是否還在，但前提是你的反應不嚴重。

Q：我有便秘困擾，重整食療會加重便秘情況嗎？

有些人注意到，便秘是食物攝取減量的副作用，對於本身體質就容易便秘的人，情況可能更明顯。健康的人每日至少會有一次完整的如廁活動，另外食物通過腸道需要 18 至 24 個小時，這段時間就是腸胃的「通過時間」。你可以吃甜菜或是吃幾顆活性碳排毒膠囊，只要看到紅色和黑色排泄物，就可以知道你的通過時間是多長。

如果你的通過時間超過 30 個鐘頭，廢物就會由肝臟吸收回去，也會提高大腸直腸癌的風險，不過通過時間過長究竟會引發癌症，抑或只是與罹癌有關聯，這點也頗有爭議。如果通過時間低於 18 個鐘頭，你的身體就較不易吸收飲食中的必需營養素，也會導致某些營養素缺乏，尤其是鐵質、維他命 B_{12}、鋅。

如果重整療程中，你注意到便秘是一大問題，可以嘗試看看

以下幾個作法。先問問自己，每日飲水量是否有達到建議標準？因為結腸會從糞便裡抽取並回收水分，以供身體使用。即使只有輕微缺水，結腸仍從糞便抽出大量水分，讓糞便硬到難以輕易通過。重整食療過程中，由於食物攝取量減少，腸道裡可以活動推擠的糞便變少，這是很正常的事，但應該只有前幾天。

下一個應該考量的是纖維攝取。很多飲食設限的人可能完全不碰某種食物類別，例如豆類、根莖類、完整全穀，這很可能導致攝取的整體纖維數量太少，或整體纖維種類過少。若是如此，可以考慮放寬你的飲食範圍，即使只有重整食療時這麼做也好。

若採取以上步驟後，便秘依舊困擾你，你可以考慮服用含鎂的健康保健食品。每天只需要從保健食品多補充幾百毫克的鎂，多數人的腸道運動就會回復正常。

Q：如果我有腸漏症，可以按照重整飲食法吃嗎？

如果你有腸漏症，新陳代謝重整食療很適合你，這套飲食法富含抗性澱粉，而根據資料記載，抗性澱粉是最能逆轉腸漏症的成分。事實上有研究顯示，抗性澱粉可透過各種不同的機制治好腸漏症。

舉例來說，抗性澱粉能增加擬桿菌門，這是患有腸漏症的人通常欠缺的重要好菌。抗性澱粉可以減少有害的革蘭氏陰性菌，提供最豐富的酪酸鹽來源，也是讓保護結腸的細胞再次生長的主要燃料。

有些人會在飲食中添加奶油或酥油（精煉奶油），藉此提升

糞便裡的酪酸鹽，然而即使這類食物含有酪酸鹽，分量卻不多。奶油所含酪酸鹽只佔了總重量的 3% 至 4%。一茶匙奶油約 5 公克，意思是這匙奶油所含酪酸鹽僅約 150 毫克。口服酪酸鹽的研究發現，要服用 8000 毫克酪酸鹽，結腸菌群才會出現臨床改變。

不僅是抗性澱粉，這套新陳代謝重整飲食也富含五花八門的纖維，可以改善肝臟解毒廢物的能力。功能改善後，便可降低有害物質流入腸道，進而傷害菌群、導致腸漏症。

Q：我有小腸菌叢過度增生（SIBO），需要避免多種類型的食物，這樣還能照重整食療吃嗎？

如果你正積極服用抗生素治療，請先諮詢你的醫師，了解這套食療是否適合你的狀況。過去很多接受 SIBO 治療的人發現，新陳代謝重整食療幫助他們康復，可以重新吃更多種類的食物。

Q：我有念珠菌，食用碳水化合物不會讓情況惡化嗎？

新陳代謝重整飲食法避免加工糖，很適合容易念珠菌增生的人。至於不同食物對念珠菌的影響這一點上有些混淆的說法。只要避免酒精與加工糖，酵母增生的情況就會好轉，然而碳水化合物並非原本就是問題的來源。

有些作者建議患者避免所有含有酵母的食物，還有像是醋和德國酸菜等的發酵食品。酵母增生是結腸問題，而含有酵母或使用酵母製成的食物會讓病況惡化，這種想法似乎很符合常理，可是一般攝取的酵母都會先經過胃部，所以酵母其實早在抵達結腸

前就消化完畢。

即使發酵食品利用酵母製造，卻不會導致酵母增生。事實上，酵母多半有益無害，醋是強效的外用抗黴菌物質，厲害到連醫師都知道要為耳朵酵母增生的病人開 3% 的醋酸滴劑。而 3% 的醋酸其實就等於蒸餾白醋。

雖然念珠菌飲食應該排除加工糖，但若健康的碳水化合物攝取過低，例如纖維，念珠菌的情況也可能惡化。化學家喜歡用「糖」形容每一種碳水化合物醣類，從可口可樂到鷹嘴豆都叫作「糖」，令人搞不清楚真相。其實加工過的糖，例如食糖和結晶果糖，才是念珠菌病患最該避免的醣類。

療程問題

療程長度

Q：重整食療可以超過四週嗎？

很多人進行重整食療時覺得有用，於是他們想要繼續進行，加緊減重和縮小腰圍。你當然可以多進行幾次食療，但由於我們長期奮戰的重點是提升新陳代謝，因此我建議你在重新開始前，至少要有兩週是提高燃料的攝取量。

你可以多加一份果昔、中午吃正餐，或是白天多吃一餐。研究顯示，如果你連續六週以上攝取的燃料很低，代謝率就有可能降低。

對於想要逆轉糖尿病、高膽固醇或高血壓的人，我建議每三

個月進行一次重整療程，首年可做四次，多半情況下，這樣已足以讓病患不需依賴藥物，血液檢測也見不到健康風險。

日後的重整重置

Q：體重降到標準後，我以後是否應該再次重整？

是，但每年請不要超過一次。即使你很瘦，重整療程還是能夠確保來年繼續維持穩定體重，此外除了降低脂肪指數，重整也可帶來諸多好處。

好處包括改善與基因和粒線體相關的年齡變化，提升肝臟解毒環境廢物的功能，修復消化道，促進全新腦細胞成長，更可調節荷爾蒙。有關粒線體功能的研究顯示，節制蛋白質的調整斷食能輕鬆帶來限制卡路里的長期好處，這種斷食可以保護粒線體遠離自由基壓力的危害，利用更廣泛的可用燃料，意思是即便飯量不穩定，你仍然可以維持穩定的體重和活力。

即便身材健康，新陳代謝重整飲食依然可改善肝功能。肝功能很重要，因為它就是保衛你不受環境毒物侵害的守門人，確保身體穩定獲得大腦和肌肉功能需要的重要營養素。意思是你的肝臟更能微調循環的荷爾蒙指數，讓近更年期和更年期症狀比較不明顯。

規律的重整療程對消化道特別有效，腸道內膜細胞每隔幾分鐘會自行修復，而這個修復循環過程多半和食物消化的細胞消耗率有關，暫時限制飲食的好處就是有更多修復時間，可以贏在起跑點。

這個循環對分泌消化液的消化道部位也有好處，例如胃部和胰臟。當你給這些器官固定的休息時間，它們就有能力消化更多食物。

每次看到某人完成一個食療循環，能吃的食物選擇再次變得靈活時，會讓我特別有成就感。我們都曾因為社會因素，或是必須和身邊的親人一起分食，而攝取不到恰到好處的食物。要是能偶爾越軌，接著幾天卻不必為了踰矩付出代價，這樣不是很棒嗎？平常吃得健康，偶爾吃點犒賞自己的東西，卻不脫離軌道，是有可能的。

重整對腦細胞也有好處。過去十年間，最具革命性的一項神經學研究誕生，現在我們都曉得，成人腦細胞是可再生的。

新陳代謝「駭客」

Q：我聽說過各種「健康駭客」的舉動，可以增進新陳代謝，例如攝取大量綠茶萃取物、喝冷水或吃飯時添加卡宴辣椒粉，這些真的對我有幫助嗎？

很抱歉，不過答案是「沒有」。現在有數不清的駭客行為、捷徑、健康補給品，各式各樣號稱是全新捷徑的奇怪花招，都承諾可以提升你的新陳代謝。老實說「駭客」這個名詞用在健康上，總讓我很感冒。我覺得這兩個字給人一種侵略、暴力、野蠻的感受。思考工具就好了吧：你可以利用工具做好事，像是雕刻、削切、切片，但駭客全是心懷不軌的一群人。電腦遭駭時，我們是受害者，可是花園是無法駭入的，不是好好照顧，就是放任它雜

草叢生，只有這兩種可能。

在這裡，「駭客」的構想是讓一個生物體上當，以得出某種結果，但這種概念卻忽略了一個重點，那就是人體是一種不可思議的系統，具有進行內部協調的非凡能力，我們大多卻不以為意。大多駭客行徑頂多是造成人體抵抗改變，達成反效果。另一個問題是，即使我們可以短期內成功駭入，誰曉得未來幾十年身體會變成什麼樣？所以別再胡扯了。

話雖如此，駭客行為主要都是利用保冷或健康補給品，達到興奮劑的效果，或是避免你吸收卡路里。先從「保冷」說起：沒錯，這是真的，如果你空腹灌下 450 公克的冰開水，身體就會開始產熱、將冰水加熱至室溫，是可以消耗卡路里沒錯，但確切來說，喝冷開水消耗的卡路里數只有 8，頂多讓你多吃九顆藍莓。

保冷還有其他作法，例如冰水澡、讓自己在寒冷氣候裡生活。在冰冷環境裡，身體確實會自行想辦法保暖，同時卻也會增加食欲、刺激皮下脂肪生長。鯨魚、海豹、北極熊等北極動物體型都不瘦弱。我小時候住在明尼蘇達州北部，每逢冬季，每一天的國家天氣預報都說我的家鄉不是全國最冷的地點，就是距離不遠。要是保冷真像大家說的那麼神奇，那春天來臨時，我們豈不是個個都是比基尼模特兒了？偏偏事與願違。

咖啡、茶葉、麻黃、瑪黛茶等興奮劑確實能提高幾個百分點的代謝率，同時卻會增加脂肪細胞的 α-2 受體，意思是血液傳輸燃料時，你的脂肪細胞會插隊，在肌肉細胞動作前搶走燃料。阻

斷吸收是能讓消化道吸收較少脂肪或碳水化合物，不管阻隔的是什麼，總量最多只佔攝取量的百分之幾，但是卻很可能導致營養吸收不良、糞便失禁——也就是預期之外的大號。而且這些興奮劑會促進食量，攝取的卡路里會是阻斷吸收卡路里的兩倍。意思是每阻斷吸收 20 卡路里，你就會多吃下 40 卡路里。

Chapter 11

疑難雜症

嘴饞

要是你總是肚子餓、失控嘴饞，要怎麼撐過新陳代謝重整療程？看似完全無法掌控、難以抵擋、讓你毫無招架之力的嘴饞，背後其實有生物化學的原理可循，等到你釐清原因後，就能重獲自由。

請重置你的味蕾吧。如果你特別渴望某種味道，要怪你的味蕾。麵粉類製品、果汁、零食等加工及超加工食品會讓味覺變得遲鈍，吃不出未加工食品的原味。即使你吃的夠多也飽足了，舌頭卻無法完全品嚐到味道，關不掉飢餓感。

味蕾是透過受體作用的，如果你慣吃某種甜膩食品，長久下來部分甜味受體就會關閉，之後再也無法體會到微妙的甘甜滋味，鹹食也同理。例如假設你只吃純白糖，味蕾就會變得對甜味麻痺，芒果等香甜水果吃在嘴裡就會變酸或苦澀。我朋友 J. J. 維爾金（J.J. Virgin）的節目《瘋狂偏食症》（Freaky Eaters）裡，有位女性就有這個問題，除了純糖，要她吃其他東西都難，但她用一週時間完全避開糖，後來味蕾就變得較正常了。

你越是節制不碰重口味，例如甜味和鹹味，味蕾受體就會越來越多，這樣一來，你便能欣賞到食物的細膩滋味。要是只

吃新陳代謝重整飲食的輕加工食品，你很快就會發現，燕麥、馬鈴薯、小扁豆和健康水果都能滿足你的甜味味蕾。你也會發現蔬菜、菇類、海鮮的鹹香氣息本來就已經足夠，不需太多調味。

經年累月下來，你的味蕾便自動調整，不過謝天謝地我們有加快這道程序的方法，以下是根據嘴饞的食物類型，提供給你的幾種選擇。

如果你嗜甜

48 小時都不碰含糖食品，即便是甜菊和木糖醇等安全的甜味劑，對某些人來說都可能是罪魁禍首。避免濃縮甜味，例如無糖汽水和口香糖。在這個階段，果昔或飲料裡也不要添加甜味劑和香料。

其他可能不知不覺溜進重整飲食的糖和甜味來源，包括人們不小心加入果昔的水果和含糖牛奶替代品。如果你正嘗試重新調整甜味味蕾，可以考慮原始重整果昔（請見第 130 頁），盡量只用水做果昔。

以下是嗜糖的重點選擇。有一種叫作武靴葉的阿育吠陀藥草，這種藥草的拉丁名是「Gymnema sylvestre」，意思是「糖分破壞者」，只要讓這種藥草接觸舌頭一分鐘，便可完全關閉甜味味蕾。這個詭異經驗可能長達數小時，不過卻完全無害。有幾種使用武靴葉的方法，其中一種是每天按時關閉味蕾數次，另一種就是利用武靴葉讓你對掌控你的食物產生厭惡感。由於甜味味蕾麻痺，所以你可以肆無忌憚大啖你想吃的食物，試試看吧。有次我

家裡正好有一些武靴葉，我女兒想試試看這種藥草是否能影響她對焦糖糖果的渴望，一直到幾年後，光是想到焦糖糖果，都讓她反胃，原來用武靴葉實驗時，焦糖糖果幾乎變得無味，簡直跟嚼蠟或吃土沒兩樣。

你應該嘗試以下這個方法。買武靴葉膠囊或粉末，在半杯水裡摻入半茶匙粉末或五顆 500 毫克的膠囊，在嘴裡漱口 2 分鐘後吐掉，可以視狀況重複幾次，對抗嗜甜嘴饞，但多數人發現只要幾次效果就很足夠。

如果你嗜鹹

若你烹飪時或在餐桌上喜歡往食物裡撒太多鹽巴，即使按照新陳代謝重整飲食法烹調，還是可能變成高鹽飲食。幸好鹽味能比甜味更快調整回來，使用的鹽巴越少，你就越不會嘴饞。對你來說，頭兩天可能覺得食之無味，平淡無奇，但很快你就會發現變化，即使只添加一丁點鹽巴，對你來說都是過鹹。

為了加快這個程序，你可以在煮好的食物裡加氯化鉀。食鹽是一種氯化鈉，嘴饞和食用過量的有害後果與鈉的關係較大，而不是氯化。氯化鉀沒有這種包袱，仍然可以重新開啟你的味覺受體。大多商店販賣的美國品牌 NuSalt 或 LifeSalt 都含有氯化鉀。

鹹食亦可降低對鹽分及一般食物的嘴饞，鹹香味也稱鮮味，是一種由味覺受體掌控的味道，而這種味覺受體對食欲的影響分為兩大階段。第一階段，鹹食更添餐點美味程度，這個反應有幫助，是因為你會發現簡單的輕加工食品也能滿足你的味蕾，你會

變得不那麼渴望吃高糖、高鹽或高脂食品。第二階段，鹹食可延長飽足感，你不需要吃太多食物，就能覺得滿足，之後吃的分量也隨之減少。

其中一種最強鮮味就是人工增味劑「味素」（麩胺酸鈉）。幸好很多天然食品都含有天然安全的麩胺酸，既可帶來同樣的鮮味益處，也不會有與味素相關的問題。其中幾個好例子包括風乾番茄、香菇、泰式或越式魚露、馬鈴薯、營養酵母、綠茶、溜醬油、無麥醬油。

風乾番茄很容易切，幾乎所有蔬菜料理都可以加，尤其是無油的風乾蕃茄。香菇乾是我個人最愛的廚房乾貨，既不貴，保存期限又長。除了鮮味，香菇也是優良的免疫補品和調理素，可用熱水浸泡香菇乾 20 分鐘，當成新鮮洋菇入菜。你也可以切成小塊，丟進與豆類和穀類一起煮。

最後一個妙招就是用果汁機或咖啡研磨機，把香菇磨成細粉，爆炒蔬菜進入最後一個步驟時，倒入幾茶匙香菇粉末及少許水，最後就能煮出香味四溢的細緻醬汁，味道不禁讓人想起隨處都買得到卻不那麼健康的蘑菇濃湯罐頭。

烹飪時加入綠茶？你沒聽錯。其中一種最簡單的方法就是把三個綠茶包倒入一公升的水裡，悶煮兩分鐘，再用綠茶水煮魚或煮家禽肉。

營養酵母是另一種優良的天然增味劑。除了鮮味外，營養酵母也提供優質蛋白質、維他命 B 群、包括鋅和硒的礦物質。可以

考慮選購不添加人工維他命 B 群的營養酵母，多數品牌最大的問題就是含有人工葉酸，可能會讓許多普遍遺傳變異的人多出某些癌症的罹病風險。

營養酵母具有一種類似帕瑪森乳酪的味道，我喜歡在烹飪最後一個步驟，加入一茶匙拌炒。先加一點點，因為很容易不小心加過量，蓋過食材本身的風味。

嗜吃脂肪

很多低碳水化合物的擁戴者發現，他們有種甩也甩不掉的「脂肪味蕾」。其實道理是一樣的，只要少吃就不會那麼饞了。其中一種最簡單降低嘴饞脂肪的方法，就是古老的刮舌法。為了提升整體健康和消化，阿育吠陀醫學數千年來都推崇這個作法。

現代科學告訴我們，使用舌頭會讓食物殘留的細菌積蓄數日，很多人會刷舌頭解決問題，但這只能刷掉食物粒子，不像刮舌一樣可以刮掉細菌。

你可以上網或到健康保健食品行找刮舌器，有陶瓷、鋼鐵或塑膠製的刮舌器，但不要挑塑膠材質，陶瓷或鋼鐵皆可，不過陶瓷長久下來可能破裂。刮舌器的形狀為 U 形，使用時以拇指和食指固定兩側，把刮舌器探入舌頭後端，輕輕往前刮向舌端，重複一、兩次，直到刮舌器上面的白色物質變得不明顯為止。

這方法不僅能降低你對脂肪的嘴饞程度，也能減少你對甜食貪嘴，口氣變得更清新、改善消化，同時也能預防隨著年紀增長降低的味覺敏銳度。

體重減不下來

來人啊，快點幫幫我！明明都照著做了，怎麼腰圍一寸都減不下來？哪裡出問題了？請仔細閱讀以下所有情境，再來說這不是你的狀況。有些陷阱很違反常理，很多人都是在改變某樣起初似乎問題不大的小細節後出現大幅改變，每一次都讓我深感不可思議。

多年下來，諸如此類的習慣可能讓你覺得應該不是問題，因為已經習慣成自然，但這就是看似無害的旁觀者其實可能是隱形罪人的情況。你每天都做也不覺有錯的事，居然是扯你後腿的主嫌，即使你覺得這些習慣不是你的情況，還是請認真面對以及改變，看看是否會造成不同結果。若情況沒有改善，至少你知道這不是主因。要是情況好轉，你就掌控了自己的健康。

檢查你的腺體

◆ 甲狀腺

所有導致減重困難的醫療問題中，沒有一個能強過甲狀腺疾病。目前估計甲狀腺疾病總共影響 25% 的美國成人，其中 5% 經確診有甲狀腺疾病，並且正在接受治療，但僅有 2.5% 的人控制住病情。

治癒甲狀腺是保持新陳代謝健康的重要環節，即使你從不懷疑自己有甲狀腺疾病，或者你覺得已經接受甲狀腺疾病治療，甚至醫生說你沒有甲狀腺疾病，還是不得輕忽。甲狀腺疾病好發於成年女性，往往在懷孕後或更年期前後發病。甲狀腺疾病不僅會

拖垮新陳代謝，也會引起疲倦、落髮、肌肉痠痛、皮膚乾燥、消化症狀，不過這些症狀很少人樣樣中，多半有甲狀腺疾病的人只出現兩、三種症狀，症狀在某個明顯時間框架才現形較有嫌疑，要是一直都在，只是程度稍有差異，就較不可能是甲狀腺疾病。

甲狀腺荷爾蒙直接控制人體轉化為能量的燃料，以及人體送去儲存的燃料數量。這就是為何這麼多有甲狀腺疾病的人容易增重、感到疲累。要是儲存的燃料過量，就會引發脂肪囤積；而要是燃料燃燒不足，就可能覺得疲倦。好消息是甲狀腺疾病是可能治癒的，對很多人來說，恢復甲狀腺的正常功能是有可能的，而幾乎所有人都可以靠安全天然的治療，逆轉甲狀腺症狀。

多年前，我發明一個免費測驗，可以檢測你的甲狀腺是否就是症狀持續不消的元凶。你可以上 thethyroidquiz.com 做這個測驗，即使你從來不懷疑自己患有甲狀腺疾病，或是覺得已經接受有效治療，還是值得做一下測驗。如果你的分數上升，測驗會建議你要怎麼找好醫師治療，而測驗也會教你怎麼做，才能治好甲狀腺、找回健康。

個案研究：瑪格麗特

瑪格麗特是名 44 歲女性，她來找我看她的甲狀腺問題。瑪格麗特已經服用左旋甲狀腺素五年，她一直減不下六年前左右甲狀腺功能變慢後增加的體重。起先我幫瑪格麗特換藥，治療自我免疫系統的幾個病根。換藥讓她變得沒那麼疲倦，落髮

也有改善，這些年來她總共增胖 9 公斤，而換藥也成功讓她減掉遲遲降不下的 5 公斤。

雖然打從一開始我就推薦她重整食療，但瑪格麗特想先看看甲狀腺治療的效果。後來她的甲狀腺指數穩定了，便答應開始四週療程。四週結束之際，她詫異發現自己又甩掉 4 公斤，現在甚至比目標體重輕了半公斤。

重整食療一結束，我要求瑪格麗特立刻重新檢查甲狀腺指數，因為在許多個案裡，病人因為身體變輕盈或甲狀腺功能改善，減少甲狀腺用藥的需求。瑪格麗特的甲狀腺指數出現劇烈改變，因此有幾樣用藥的劑量需要減量。完成食療後的數個月，她只需服用先前所需藥物的一半。

這怎麼可能？囤積在肝臟的三酸甘油酯對免疫系統有害，甚至可能觸發自體免疫病症，就瑪格麗特的案例來說，三酸甘油酯可能就是自我免疫甲狀腺疾病的主要幫凶。

◆ 腎上腺

腎上腺會製造一種名叫皮質醇的荷爾蒙，皮質醇則專門決定要將燃料送至身體的哪個部位。一天下來，皮質醇都以規律的節奏製造，這就叫皮質醇傾斜現象。起床之際，身體健康的人會製造出當日分量最多的皮質醇，隨著身體放鬆、準備入睡，人體則會停止製造皮質醇。

慢性壓力籠罩下，皮質醇傾斜現象會在三方面出現主要變化，程度由輕到重。最輕微的變化是「壓力」，壓力會導致皮質

醇居高不下，從早延續到晚。中等程度是「興奮疲憊」，早晨的皮質醇製造量低，到了晚間卻升高，和理想的皮質醇傾斜現象正好相反。最嚴重的是「崩塌」，皮質醇早上從未升高，低迷持續一整天。截至目前，幾千份研究指出，皮質醇傾斜現象是明確預測脂肪囤積、身體疾病、心理疾病、早死的指標。事實上白廳二期研究指出，有不正常皮質醇傾斜現象的無吸菸者，早死機率高於皮質醇傾斜正常的抽菸者，而皮質醇也是比膽固醇、血糖、體重或血壓更明確的早死指標。沒錯，事情真的很嚴重。

1990 年代末，許多另類療法執業者稱此現象為「腎上腺疲勞」，聲稱這是腎上腺過度運作導致的缺失，然而不正常的皮質醇傾斜案例之中，其實並非腎上腺無法製造皮質醇，而是下視丘／腦下垂體軸線刻意放慢皮質醇的製造速度，好讓身體可以休息與修復。

打著腎上腺疲憊說法的人正確揪出許多不正常皮質醇傾斜的症狀，也揪出許多造成皮質醇不正常的飲食和生活習慣。由於「腎上腺疲勞」這個名詞的指涉並不正確，多半傳統醫師和內分泌學家都不認為是有效的診斷。但話說回來，不正常皮質醇傾斜的問題造成的脂肪囤積效應，卻是個再血淋淋不過的事實。

皮質醇指數健康的話，更多燃料會被送進肌肉組織，而要是皮質醇指數不健康，人體就較容易進入戰逃模式。戰逃反應也會出現一個現象，那就是饑荒。慢性壓力會發出食物匱乏的信號，讓你的身體更謹慎把燃料當內臟脂肪儲存，不願燃燒身體不需要

的燃料。事實上在慢性壓力情境下，內臟脂肪會製造更多皮質醇，造成惡性循環。

皮質醇傾斜不正常的話，許多症狀就會蜂湧而出，例如一般疲倦、失眠、焦慮、肌肉抽筋、頭暈。有以上症狀的人應該懷疑自己是否皮質醇傾斜不正常，因為隨著一天下來，從白天到晚上，腎上腺的功能是會改變的，要是症狀在每天可預期的時段變好或變壞，你就更可以合理懷疑是你的腎上腺不正常。例如，每天下午你都覺得很疲倦，覺得需要咖啡或糖分提神；或者假設你每天凌晨約兩、三點都會自動醒來，腦袋轉個不停。這兩種症狀的特定時機點都說明，非常可能是腎上腺造成的。

由於你的腎上腺協助控制血糖指數，因此可能和很多低血糖的症狀有關，例如疲憊或餐前的情緒變化，以及嗜糖。因為腎上腺也掌管血液電解指數，所以可能引發嗜鹽、瞬間起身時頭暈，或者夜間腿部抽筋等症狀。

要是懷疑自己腎上腺功能可能不正常，該怎麼辦？可能是皮質醇傾斜不正常，也有可能是腎上腺疾病，例如愛迪生氏症和庫欣氏症候群。多數醫師和內分泌科醫師可以辨別出腎上腺疾病，但多半醫師查不出皮質醇傾斜不正常。如果你懷疑自己的腎上腺運作不正常，最好腎上腺疾病和皮質醇傾斜不正常的檢測都做。

血液檢測對於首輪評估腎上腺疾病的檢測很有用，唾液檢測則較能測出皮質醇傾斜不正常的情況，因為唾液測驗能讓你觀察一整天的皮質醇變化，血液檢測則較無法做到這一點，因為只會

進行一次，此外接受血液檢測時的壓力亦可能扭曲皮質醇指數。

即使不看醫生，你也可以自己進行簡單的症狀檢測，看看你是否可能皮質醇傾斜不正常。首先，用一週時間記錄任何你發現的不尋常的症狀、嚴重程度、你所觀察的症狀頻率。等到記錄完畢，可以上 adrenalquiz.com 做免費檢測。我總共蒐集了幾百個人描述的症狀，彙整皮質醇傾斜的測驗結果，找出皮質醇傾斜不正常最可能出現的症狀。做這個測驗時，你會發現哪些可能就是皮質醇觸發的症狀，若是有症狀，可檢測目前你的程度有多嚴重。

要是發現皮質醇傾斜不正常，該怎麼做？皮質醇不正常是可以治療的，即使是皮質醇嚴重不正常，不出幾個月都能夠回歸理想狀態。方法有很多，包括放鬆運動、草藥、針灸、減壓。我個人的前三名建議是碳水化合物循環飲食法、光照療法、寫日記。

碳水化合物循環飲食法之所以有用，是因為健康的碳水化合物能降低皮質醇。如果你攝取的碳水化合物太低，身體就會製造更多皮質醇，將肌肉組織轉化成血糖。要記住，健康的皮質醇傾斜指數到了夜間應該是最低的。基於這一點，晚間是攝取健康碳水化合物的好時機。而最能有效降低皮質醇的碳水化合物，正是新陳代謝重整飲食推薦的食材：馬鈴薯、豆類、南瓜等蔬菜澱粉、蕎麥等完整全穀。碳水化合物循環飲食法是讓我推行的腎上腺重整飲食成功的幕後推手。臨床試驗觀察，該飲食法可在 30 天內改善逾五成皮質醇傾斜症狀。

人體主要得靠早晨的自然光線提示，一整天下來皮質醇才能

正常循環，所以光照療法的效果很好。即便早上準備出門前在室內開燈，室內燈光強度還是不夠，畢竟燈光波長和日光不同。關於失眠，請參照第六章提到的日照療法。

寫日記是一種有助改善皮質醇傾斜和整體壓力反應的好習慣，因為寫日記時，我們會將感受化為文字，讓原本受困於大腦區塊的感受移入另一個大腦區塊，得以解決舒緩，所以這是很有效的方法。最好的習慣就是每天晚上利用 5 分鐘，記錄當下出現在腦海中的想法。我們思考某件事時，事情可能不會因此獲得解決，或是想法所帶來的情緒，可能也不會就此消散，然而只要我們把想法化作語言文字，這些想法就再也無法控制我們，而我們也減輕了慢性壓力指數。有趣的是，不論是否有人聽見或讀到我們寫的日記，都不重要，重要的是我們已經不吐不快。

限制無限吃零食？

「無限吃」到底是什麼意思？對多數人而言，在大多情況下，顧名思義就是可以無上限地吃。然而要是你吃了一大堆可以無上限吃的食物，卻始終不見成效，那麼食物的分量可能是導致失敗的敏感因子。

雖然這個問題很罕見，但我曾聽人說他們已經習慣一天吃下好幾公升的無限吃食物，照這樣吃下去，到了某個時間點，本來為數不多的無限吃食物燃料便會開始累積。另外還有一種現象，肚皮要是撐大，就可能啟動 α- 受體，導致肝臟開始將葡萄糖送進血流。

若你是這種情況，儘管聽起來自相矛盾，但還是限制無限吃零食吧。要是每份零食的分量限制在兩杯以下，看看是否能改善情況。

解毒症狀

不要對症狀視而不見。與重整食療無關的醫療災難很可能發生在你身上，所以別輕忽這些問題。可能會出現解毒症狀，若有疑慮，可以諮詢醫師。

頭幾天肝臟正在重整重置，所以你會出現一些症狀，可能是嘴饞、輕微頭痛、睡眠品質低落、情緒變化、疲倦，有些人甚至肌肉痠痛。要是出現以上症狀，不用太擔心，請記得這些症狀不是長期的，而且都是重整出現進展的徵兆，之所以會有這些症狀，是因為肝臟正在排除囤積、導致肝臟無法作用的三酸甘油酯，解毒時你越覺得難受，就越需要解毒，之後也會變得更健康。進入第三天後，解毒症狀多半會大幅消退，第一週結束時通常已不明顯。

重點是請先做好準備，若是可以，頭幾天安排在解毒症狀不會影響到你的期間，例如，重整食療的頭兩天不要安排在你期待已久的旅行開端，或者你知道自己會有大型演講的日子。

排氣和脹氣

新陳代謝重整飲食從五花八門的纖維中挑選，讓你每天平均攝取到超過 40 公克的纖維。纖維是幫助肝臟正常運作、改善血

糖、降低嘴饞的重點。要是某人曾經嘗試很夯的原始人飲食法或低碳水化合物飲食，再改成新陳代謝重整飲食法，通常應該有一陣子都不曾碰豆類、馬鈴薯或完整全穀。這種諸多限制的飲食可能導致腸道菌群缺乏多樣化，不過幸好，只要開始食用各式各樣的健康纖維食品，腸道菌群很快就會恢復。不過有時腸道菌群改善，卻需要付出代價，在剛開始的調整期會出現症狀，這是因為休眠的菌群種類會產生甲烷和其他副產品，而多餘廢氣則導致脹氣和其他相關症狀。

要怎麼做才能讓重整過程不那麼難受？這個嘛，請問你想要用什麼方式撕掉 OK 繃？如果你覺得長痛不如短痛，就什麼都別做，通常三至十天後，症狀就會慢慢消失。如果你喜歡的是慢慢撕掉 OK 繃，只要不要一口氣吃太多富含纖維的食物即可，尤其是豆類。

通常豆類是最具健康效益的食物類別，因此不習慣的人最有可能出現不適症。很多人都會錯以為自己無法耐受或消化豆類，但並非如此。每天吃飯時加一湯匙花豆，試試看這樣連續吃兩週，分量少到幾乎無人會出現症狀或副作用。到時你應該就能隨心所欲吃豆子，分量和頻率由你決定。

食物不耐症

改變飲食時，消化症狀背後的主嫌就是食物不耐症。食物不耐症主要分成兩種：即發型和遲發型，食物不耐症究竟該歸類為過敏、敏感或反應，眾說紛紜，這些名詞對醫生或研究人員來說

很重要，但對一個受盡苦頭的人來說，折磨終究是折磨。

即發型最明顯，通常發生得早。這類反應會引起劇烈的症狀，例如：起疹子、呼吸困難、全身腫脹，腸子和皮膚裡的免疫球蛋白 E（IgE 抗體）就是起因，這也是為何我們可以從肌膚檢測偵測到過敏原。這一類過敏反應很少隨著時間改變，多數對某種食物過敏的人，一輩子都會過敏，他們也早就知道自己過敏。

有些食物比其他更容易立刻引起不耐症徵兆。常見的罪魁禍首有花生、甲殼類、草莓、洋蔥、大豆製品。如果你懷疑自己對某種食物產生即發型過敏反應，請立刻停止不吃，盡快找醫師確認並瞭解症狀。即使反應輕微，未來仍可能惡化，要是持續接觸，很可能危及生命。

另一種對食物產生的反應是遲發型不耐症，通常需要數天或數週時間才會出現，症狀往往輕微而不明顯，遲發型反應的常見症狀包括脹氣、頭痛、關節疼痛、易怒、腦霧、疲累。常見罪人包括小麥、乳製品、蛋、杏仁、蔓越莓。不同於即發型，遲發型反應日後是有可能改變的，而即使過去你對某樣食物不過敏，將來也可能發生，但消化功能好轉的話，也可能改善。

遲發型不耐症是由好幾種抗體引起，包括 IgG、IgA、IgD，由於無法經由皮膚得知，因此皮膚檢測無法預測過敏反應，通常需要一段時間，症狀才會慢慢浮現，就連血液檢測都無法前後一致地指出是否真的是過敏。

乳糜瀉就是一種由 IgA 抗體引起的遲發型不耐症，和其他類

型的遲發型不耐症一樣，可能無法藉由血液檢測查出，但和其他持發行不耐症不同的是，乳糜瀉很難隨著時間改善。

多數食物罪人都是蛋白複合長鏈食物，要是蛋白鏈消化不良，就會循環並且漸漸引發免疫反應，另一個引發過敏的原因，可能是過去不太常接觸某種食物。

除了避免加工垃圾食品，盡量食用多元化的天然食品也很重要。很多流行飲食法的訴求都是不吃完整的食物類別，例如豆類、堅果、海鮮、乳製品、全穀、富含植物營養素的蔬果。吃東西如此限制，在所難免會有營養缺乏和消化道「懶散」的風險。

個案研究：丹妮爾

丹妮爾讀了幾篇我的部落格文章，讀到某些成果證言，覺得聽起來很適合她，當年 49 歲的她正要步入近更年期，突然增胖 11 公斤，於是想試試看新陳代謝重整食療。雖然她最初的目標是減重，卻發現腰圍更重要，她心想要是能減下 4 寸腰圍，那就太好了。

不幸的是第一次嘗試重整食療時，她連半寸都減不下來。她到我的網站跟支持團體的成員討論，發現了問題所在。其中之一是她使用乳清蛋白製作果昔，乳清蛋白可能含有取自牛肉的生長激素：類胰島素生長因子（IGF-1），而且含量高於其他乳製品。這些生長激素對於想要長肌肉的運動員來說很有幫助，卻會讓想要瘦身的女性碰壁。

後來丹妮爾還發現，她正在服用某種添加碘的保健食品，可能導致她的甲狀腺功能遲緩。中斷一個月後，她又試了一次重整食療，這次服用不含碘的綜合維他命和我們在臨床試驗使用的原始重整果昔（請見第 130 頁）。

第二回合的重整食療成效驚人！她馬上減掉 3 寸半腰圍，而且再也不用限制飲食，更是讓她高興到飛上天，現在她想吃什麼就吃什麼，而且照樣瘦。

疲憊

進行食療的首週，如果你覺得不尋常的累，可能是什麼原因？起因分成兩大類型：（一）有些疲倦的潛在成因變得更加明顯（二）你並未完整遵守食療法的方法。

疲憊的原因說不完，如果你之前已經覺得累，落實低燃料飲食時更累也很正常。以下是幾個值得考慮的主要因素。

低血糖

如果你發現餐前或果昔前症狀比較嚴重，餐後有改善，那你很可能有低血糖。最簡單的作法就是盡可能攝取抗性澱粉，並且一定要吃到蛋白質的建議量。每次食用富含抗性澱粉的餐點時，在接下來 7 至 9 小時間，就可能穩定血糖。24 小時內仍有效果，只是變得比較弱，只要血糖指數穩定，活力指數就穩定。

鐵質缺乏

重整食療階段，由於飲食富含植物性蛋白，因此含鐵量可能不高，此外亦富含可能鏈結鐵質的纖維，如果你的鐵質缺乏症尚未治癒，這個飲食組合只會讓你累上加累，要是你發現還會頭痛、容易落髮，到了生理週期症狀更為嚴重，可以合理懷疑你缺鐵。

如果你懷疑自己缺鐵，可以和醫護人員討論，接受貧血檢測，後續進行醫師建議的治療。請在三個月後追蹤檢測，確定情況好轉。許多個案裡，很多人拿到的輔助健康食品的類型或劑量可能對他們並沒效果。

微營養素

疲憊很可能是因為缺乏某一種微營養素，由於重整飲食法有很多侷限，綜合維他命因此變得很重要。請回到第六章，回顧該怎麼選擇綜合維他命的討論。

過度操勞

如果你覺得疲累，有可能是你沒做錯，只是做得太過火了。除了減少運動量，要是不接下一堆工作案，重整食療的效果也會加分。壓力和長期緊繃對身體只會造成反效果，選擇食物和攝取量也會變得很難規畫落實。所以這段期間不能只是改變飲食，只要你放慢生活步調，就會變得比以往強健。

減重太快的話會怎樣？

雖然「縮小腰圍」是重整食療的終極目標，有的人還是很詫異他們的體重降得太快。要是重整食療前你的腰圍身高比超過0.5，食療首週就發現體重減少4.5公斤、第一個月掉了9公斤，這範圍不算不尋常。和其他狀況一樣，要是出現不尋常現象，敬請諮詢醫師。

若你的減重速度高於此標準，或者快到讓你措手不及，以下是幾個值得思考的方向。

食物分量

你從果昔攝取的蛋白質真的夠完整嗎？其實不少受歡迎的高蛋白粉含量低於建議用量，所以請仔細再看一下標籤。如果你的蛋白攝取量低於建議標準值，可能會流失過多肌肉量。避免不碰某種蛋白質的人可能發現他們三餐攝取的蛋白質低於建議值，即使一開始會減掉較多重量，未來只會出現更多新陳代謝問題。

包括碳水化合物在內，你三餐是否都有攝取到建議量？很多人為了看見更好的減重效果，刻意把飯量壓在建議值之下。不管是哪個情況，就算體重計告訴你體重很快甩掉，你可不要忘記，真正的目標是長期縮小腰圍，至於這場長期抗戰是否成功，全要看你怎麼維持肌肉組織。

還是瘦得太快

如果你沒有做錯，體重還是降地比預期猛烈迅速，你仍然可

以繼續重整食療，將好處一網打盡，只是需要調整飯量，將兩頓果昔、一頓正餐、無限吃零食（2：1：無限）改成兩頓果昔、兩頓正餐、無限吃零食（2：2：無限）。有些人發現第二種方法效果比較好，其中不少人都是運動量大的男性，或者塊頭偏大的人。

運動量高的話，該如何維持

請記住，要是你按照第六章的方法，將運動量降低至建議量，重整食療便可望達到最高效果。然而對於從事高勞動工作的人來說，這個建議可能不管用，若你是屬於這類型的工作者，請按照食療建議，至於從事勞動工作時，勞動工作每日多出兩個鐘頭、運動多出一個鐘頭，就多補充一餐。採用這個方法，你仍然可能看見短期減脂成效，但可能就沒有辦法長期改變新陳代謝。

如果你是運動員，可以在休養季一開始安排重整食療，要是每天都燃燒高分量燃料，重整食療絕對不可能有效。

結論

　　恭喜你完成這本書！這套食療為其他參與者所帶來的成效，希望你也能在自己身上看到。

　　要是這本書讓你從節食專家的身分功成身退，你的下一步是什麼？退休後應該做些什麼？這個呢，記得都已經到了這一步，我猜你應該也懂了不少，甚至敢說這不是你第一本食物營養學書籍。要是學到這麼多豐富知識卻不善加運用，似乎蠻可惜的。

　　其實我們可以善用自己的時間幫助他人，你可以扛下代言人的責任，分享你從這本書體悟到的觀點。食物不是敵人，碳水化合物不是妖魔鬼怪，自責也無法改變現狀。

　　你可以盡自己所能，當年輕一輩的行為楷模，我總覺得下一代越來越無法跳出流行圈套，保健業也是受災戶之一。

　　如果你考慮從事保健業，這裡就是最適合的起點，現在有很多健身教練和營養師的優秀訓練課程，我最欣賞的機構包括功能營養聯盟和轉型營養機構。

　　請記得你不是孤軍奮戰，我也希望聽你說說自己的心聲。要是你有任何看法並樂於分享，我真的感激不盡。請和我分享你的見解、你的親身經驗、任何你發現對你有效的方法，請來信與我聯絡：drc@drchristianson.com，我每封都會讀，也時常親自回信。

致你的健康，

艾倫・克里斯汀森醫師

致謝

　　我要感謝下列的每個人，因為他們的協助，這本書終於誕生。謝謝我的父母葛蘭和薇薇安·克里斯汀森，讓我有一顆樂在學習的心、對我的構想抱持信心。謝謝我另一位父親大衛·弗羅里激勵我寫作。謝謝我的孩子席樂絲汀娜和萊恩每天帶給我歡樂。

　　感謝整合健康中心（Integrative Health）的傑出團隊：雪倫·安德森、梅琳達·亞薛奇克、蘿倫·比爾德斯里醫師、泰拉·波克醫師、瑪麗·希納利、蕾克爾·伊斯畢諾爾醫師、傑姆恩·杰伯、琳達·柯沙巴醫師、傑米·柯特茲、伊斯頓·雷西昂、金·羅帕塔、荷莉·潘羅德、艾力克斯·佩瑞斯、羅瑟琳·拉諾恩醫師、吉勒默·魯易茲醫師、喬許·索爾吉、蒂芬妮·透納醫師。

　　特別感謝 J.J. 維爾金讓我看見更寬廣的可能。謝謝瑟樂絲特·芬恩和黛安娜·巴洛尼領軍的文學團隊，指引我完成這本著作，並且協助微調文字。謝謝我最心愛的智囊團隊：吉勒默·魯易茲醫師、蒂芬妮·透納醫師、阿里·懷特恩，協助我發展概念。

　　感謝協助我推出這本書的團隊，特別是安柏·史畢爾斯、寇特妮·肯尼、布雷特·費洛爾、蘿莉·貝拉、克斯汀·沃瑪克。

　　謝謝自然療法醫師群：麥可·莫雷、保羅·密特曼、麥可·柯洛寧，感謝你們幫忙定義及拓展自然療法行業。

　　最後我要感謝我生命裡一直以來的大英雄，已故的凱爾·薩岡醫師，謝謝他用無人可及的熱情和口才，分享他的宏大思想。

◉ 高寶書版集團
gobooks.com.tw

HD 110
肝好，代謝好，就瘦了
28 天重整代謝，減輕肝臟負擔，高效瘦身終結復胖
The Metabolism Reset Diet: Repair Your Liver, Stop Storing Fat, and Lose Weight

作　　　者	艾倫‧克里斯汀森 Alan Christianson
翻　　　譯	張家綺
主　　　編	吳珮旻
編　　　輯	蕭季瑄
內文排版	李夙芳
封面設計	林政嘉
企　　　劃	何嘉雯

發 行 人	朱凱蕾
出　　　版	英屬維京群島商高寶國際有限公司台灣分公司
	Global Group Holdings, Ltd.
地　　　址	台北市內湖區洲子街 88 號 3 樓
網　　　址	gobooks.com.tw
電　　　話	（02）27992788
電　　　郵	readers@gobooks.com.tw（讀者服務部）
	pr@gobooks.com.tw（公關諮詢部）
傳　　　真	出版部（02）27990909　行銷部（02）27993088
郵政劃撥	19394552
戶　　　名	英屬維京群島商高寶國際有限公司台灣分公司
發　　　行	英屬維京群島商高寶國際有限公司台灣分公司
初版日期	2019 年 7 月

國家圖書館出版品預行編目（CIP）資料

肝好, 代謝好,就瘦了：28天重整代謝,減輕肝臟負擔,高效瘦
身終結復胖 / 艾倫‧克里斯汀森（Alan Christianson）作；張
家綺譯. -- 初版. -- 臺北市：高寶國際出版：高寶國際發行,
2019. 07　面；　公分. --（HD 110）
譯自：The metabolism reset diet : repair your liver, stop
storing fat and lose weight naturally

ISBN 978-986-361-706-8（平裝）

1.減重 2.健康飲食 3.新陳代謝

411.94　　　　　　　　　　　　　108009570